LIBRAIRIE
GERMER BAILLIÈRE

CATALOGUE

DES

LIVRES DE FONDS

LIVRES SCIENTIFIQUES

MAI 1873

PARIS

17, RUE DE L'ÉCOLE-DE-MÉDECINE, 17

BIBLIOTHÈQUE SCIENTIFIQUE

INTERNATIONALE

Cette collection paraît à la fois en français, en anglais et en allemand, à Paris, à Londres, à New-York et à Leipzig.

Elle réunit des ouvrages dus aux savants les plus distingués de tous les pays.

La valeur scientifique des livres qui la composent est assurée par la formation dans chaque pays d'un comité d'hommes de science qui en a la direction exclusive.

Enfin, malgré le caractère scientifique très-élevé de cette collection, elle sera toujours rédigée de manière à rester accessible aux gens du monde et à tous les esprits cultivés.

EN VENTE :

Volumes cartonnés avec luxe.

J. TYNDALL. **Les glaciers et les transformationsde l'eau**, avec figures. 1 vol. in-8.   6 fr.

MAREY. **La machine animale**, avec de nombreuses figures. 1 vol. in-8.

BAGEHOT. **Lois scientifiques du développement des nations**, 1 vol. in-8.

Liste des principaux ouvrages qui sont en préparation :

AUTEURS FRANÇAIS

CLAUDE BERNARD. Phénomènes physiques et Phénomènes métaphysiques de la vie.

HENRI SAINTE-CLAIRE DEVILLE. Introduction à la chimie générale.

ÉMILE ALGLAVE. Physiologie générale des gouvernements.

A. DE QUATREFAGES. Les races nègres.

A. WURTZ. Atomes et atomicité.

BERTHELOT. La synthèse chimique.

H. DE LACAZE-DUTHIERS. La zoologie depuis Cuvier.

FRIEDEL. Les fonctions en chimie organique.

TAINE. Les Émotions et la Volonté.

QUETELET. La moyenne de l'humanité.

VAN BENEDEN. Les commensaux et les parasites dans le règne animal.

ALFRED GRANDIDIER. Madagascar.

DEBRAY. Les métaux précieux.

AUTEURS ANGLAIS

HUXLEY. Mouvement et conscience.

HERBERT SPENCER. Les sciences sociales.

W. B. CARPENTER. La physiologie de l'esprit.

RAMSAY. Sculpture de la terre.

SIR J. LUBBOCK. Premiers âges de l'humanité.

BAIN. L'esprit et le corps.

BALFOUR STEWART. La conservation de la force.

CHARLTON BASTIAN. Le cerveau comme organe de la pensée.

NORMAN LOCKYER. L'analyse spectrale.

W. ODLING. La chimie nouvelle.

LAWDER LINDSAY. L'intelligence chez les animaux inférieurs.

STANLEY JEVONS. Les lois de la statistique.

MICHAEL FOSTER Protoplasma et physiologie cellulaire.

MAUDSLEY. La responsabilité dans les maladies.

ED. SMITH. Aliments et alimentation.

PETTIGREW. Marche, natation et vol.

K. CLIFFORD. Les fondements des sciences exactes.

AUTEURS ALLEMANDS

VIRCHOW. Physiologie pathologique.

ROSENTHAL. Physiologie générale des muscles et des nerfs.

BERNSTEIN. Physiologie des sens.

HERMANN. Physiologie de la respiration.

O. LIEBREICH. Fondements de la toxicologie.

STEINTHAL. Fondements de la linguistique.

VOGEL. Chimie de la lumière.

AUTEURS AMÉRICAINS

J. DANA. L'échelle et les progrès de la vie.

S. W. JOHNSON. La nutrition des plantes.

AUSTIN FLINT. Les fonctions du système nerveux.

W. D. WHITNEY. La linguistique moderne.

PARIS. — IMPRIMERIE DE E. MARTINET, RUE MIGNON, 2

LIVRES SCIENTIFIQUES

PAR ORDRE ALPHABÉTIQUE

AGASSIZ. **De l'espèce et de la classification en zoologie**, traduit de l'anglais par M. VOGELI, édition remaniée par l'auteur. 1869, 1 vol. in-8 de la *Bibliothèque de philosophie contemporaine*.   5 fr.

ALIBERT. **Traité des fièvres pernicieuses.** 1820, 1 vol. in-8, 5e édit.   1 fr. 50

ALLIX. **De l'alimentation des nouveau-nés.** 1868, in-8.   1 fr.

AMUSSAT fils. **Traitement du cancer du col de l'utérus par la galvano-caustique thermique.** 1871, in-8.   2 fr.

AMUSSAT (Alph.). **De l'emploi de l'eau en chirurgie.** 1850, in-4.   2 fr.

ANDRAL. **Cours de pathologie interne**, professé à la Faculté de médecine de Paris; recueilli et publié par M. le docteur Amédée LATOUR, 2e édition refondue. 1848, 3 vol. in-8 de 2076 pages. 12 fr.

ANDRY (Félix). **Recherches sur le cœur et sur le foie**, considérées au point de vue littéraire, médico-historique, symbolique, etc. 1858, 1 vol. in-8.   4 fr.

ANDRY (Félix). **Manuel pratique de percussion et d'auscultation.** 1845, 1 vol. gr. in-18 de 536 pages   1 fr. 50

ANGER (Benjamin). **De l'étranglement intestinal.** 1865, in-4 de 50 pages avec figures dans le texte.   2 fr.

ANGER (Benjamin). **Traité iconographique des maladies chirurgicales**, précédé d'une introduction par M. le professeur VELPEAU. 1866, in 4. 1re partie : luxations et fractures.   150 fr.

ANGLADA. **Traité des eaux minérales** et des établissements thermaux des Pyrénées-Orientales. 1833, 2 vol. in-8.   2 fr. 50

Annales d'oculistique. — Tables générales, dressées par le docteur WARLOMONT, des tomes I à XXX. 1838 à 1853. 1 vol. in-8. 3 fr.

Annales de la Société d'hydrologie médicale de Paris. — Comptes rendus des séances de 1854 à 1872. 17 vol. in-8.   119 fr.

ARCHIAC (d'). **Leçons sur la faune quaternaire**, professées au Muséum d'histoire naturelle. 1865, 1 vol. in-8.   3 fr. 50

ARRÉAT. **Éléments de philosophie médicale**, ou Théorie fondamentale de la science des faits médico-biologiques. 1858, 1 vol. in-8.   7 fr. 50 c.

ARRÉAT. **De l'homœopathie**, simples réflexions propres à servir de réponse aux objections contre cette méthode de guérison. 1859, in-8.   1 fr. 50

ARTIGUES. **Amélie-les-Bains, son climat et ses thermes**, comprenant un aperçu historique sur l'ancienneté des thermes, sur l'état actuel de la station et les améliorations qu'elle comporte, la topographie, l'analyse des eaux sulfureuses et leur mode d'action dans les maladies, 1864, 1 vol. in-8 de 267 pages.   3 fr. 50

AUBER (Édouard). **Traité de la science médicale** (histoire et dogme), comprenant : 1º un précis de méthodologie et de médecine préparatoire ; 2º un résumé de l'histoire de la médecine, suivi de notices historiques et critiques sur les écoles de Cos, d'Alexandrie, de Salerne, de Paris, de Montpellier et de Strasbourg ; 3º un exposé des principes généraux de la science médicale, renfermant les éléments de la pathologie générale. 1853, 1 fort vol. in-8.　　8 fr.

AUBER (Éd.). **Hygiène des femmes nerveuses**, ou conseils aux femmes pour les époques critiques de leur vie. 1844, 2e édit., 1 vol. gr. in-18.　　3 fr. 50

AUBER (Éd.). **De la fièvre puerpérale devant l'Académie de médecine**, et des principes du vitalisme hippocratique appliqués à la solution de cette question. 1858, in-8.　　3 fr. 50

AUBER (Éd.). **Philosophie de la médecine.** 1865, 1 vol. in-18, de la *Bibliothèque de philosophie contemporaine.*　　2 fr. 50

AUBER (Éd.). **Institutions d'Hippocrate**, ou exposé dogmatique des vrais principes de la médecine, extraits de ses œuvres ; renfermant : les dogmes de la science et de l'art, l'histoire naturelle des maladies, les règles de l'hygiène et de la thérapeutique, les éléments de la philosophie médicale et les premiers tableaux des maladies ; précédées d'une notice historique et critique sur les livres hippocratiques et suivies d'une dissertation philosophique sur l'hippocratisme. 1864, 1 vol. gr. in-8 de luxe.　　10 fr.

AUBER (Éd.). **Guide médical du baigneur à la mer.** 1851, 1 vol. in-18.　　3 fr. 50

BACHELET (H.). **Nouveau guide du dyspeptique**, recherches sur la dyspepsie iléo-cæcale. 1872, in-12 de 267 pages. 2e édit.　　3 fr.

BARTHEZ. **Nouveaux éléments de la science de l'homme.** par P. J. BARTHEZ, médecin de S. M. Napoléon Ier. 3e édition, augmentée du Discours sur le génie d'Hippocrate, de Mémoires sur les fluxions et les coliques iliaques, sur la thérapeutique des maladies, sur l'évanouissement, l'extispice, la fascination, le faune, la femme, la force des animaux ; collationnée et revue par M. E. Barthez, médecin de S. A. le prince impérial et de l'hôpital Sainte-Eugénie, etc. 1858, 2 vol. in-8 de 1010 pages.　　6 fr.

BARTHEZ et RILLET. **Traité clinique et pratique des maladies des enfants.** 1861, 2e édit., refondue, 2e tirage, 3 vol. in-8. 25 fr.

BAUDELOCQUE. **L'art des accouchements.** 1844, 8e édition, 2 vol. in-8 de 1340 pages avec 17 planches.　　18 fr.

BAUDRIMONT. **Théorie de la formation du globe terrestre.** pendant la période qui a précédé l'apparition des êtres vivants. 1867, 1 vol. in-18.　　2 fr. 50

BAUMÈS. **Précis théorique et pratique sur les maladies vénériennes.** 1840, 2 vol. in-8.　　5 fr.

BAYLE (A. L. J.). **Éléments de pathologie médicale.** 1856, 2 vol. in-8 de 1236 pages.　　14 fr.

BAYLE (G. L.). **Traité des maladies cancéreuses**, revu et augmenté par A. L. J. BAYLE, agrégé de la Faculté de Paris. 1834-1839, 2 vol. in-8.　　2 fr.

BECQUEREL. **Traité clinique des maladies de l'utérus et de ses annexes**, par M. L. A. BECQUEREL, médecin de l'hôpital de la Pitié, professeur agrégé à la Faculté de médecine de Paris. 1859, 2 vol. in-8 de 1064 pages, avec un atlas de 18 planches (dont 5 coloriées), représentant 44 figures.　　20 fr.

BECQUEREL. **Traité des applications de l'électricité à la thérapeutique médicale et chirurgicale.** 1860, 2e édition, 1 vol. in-8.　　7 fr.

BECQUEREL et RODIER. **Traité de chimie pathologique appliquée à la médecine pratique.** 1854, 1 vol. in-8.   7 fr.

BELHOMME. **Considérations sur l'appréciation de la folie,** sa localisation et son traitement. 1834-1848, 5 mémoires in-8.   10 fr.

BÉRAUD (B. J.). **Essai sur le cathétérisme du canal nasal,** suivant la méthode de Laforest, procédé nouveau. 1855, in-8 avec 4 figures.   2 fr. 50

BÉRAUD (B. J.). **Recherches sur l'orchite et l'ovarite varioleuses.** 1859, in-8.   1 fr. 50

BÉRAUD (B. J.). **Atlas complet d'anatomie chirurgicale topographique,** pouvant servir de complément à tous les ouvrages d'anatomie chirurgicale, composé de 109 planches représentant plus de 200 gravures dessinées d'après nature par M. Bion, et avec texte explicatif. 1865, 1 fort vol. in-4.

    Prix : fig. noires, relié.   60 fr.

    — fig. coloriées, relié.   120 fr.

Ce bel ouvrage, auquel on a travaillé pendant sept ans, est le plus complet qui ait été publié sur ce sujet. Toutes les pièces disséquées dans l'amphithéâtre des hôpitaux ont été reproduites d'après nature par M. Bion, et ensuite gravées sur acier par les meilleurs artistes. Après l'explication de chaque planche, l'auteur a ajouté les applications à la pathologie chirurgicale, à la médecine opératoire, se rapportant à la région représentée.

BÉRAUD (B. J.) et VELPEAU. **Manuel d'anatomie chirurgicale générale et topographique.** 1862, 2e édition, 1 vol. in-18 de 622 pages.   7 fr.

BÉRAUD (B. J.) et ROBIN. **Manuel de physiologie de l'homme et des principaux vertébrés.** 1856-1857, 2 vol. gr. in-18, 2e édit., entièrement refondue.   12 fr.

BERGERET. **Philosophie des sciences cosmologiques,** critique des sciences et de la pratique médicale. 1866, in-8 de 310 p.   4 fr.

BERGERET (de Saint-Léger). **Petit manuel de la santé.** 1 vol. in-18 avec 50 fig. dans le texte.   7 fr.

BERGERET. **De l'urine,** chimie physiologique et microscopie pratique. 1868, 1 vol. in-18.   4 fr. 50

BERNARD (Claude). **Leçons sur les propriétés des tissus vivants** faites à la Sorbonne, rédigées par M. Émile ALGLAVE, avec 94 fig. dans le texte. 1866, 1 vol. in-8.   8 fr.

BERT (Paul). **Projet de loi sur l'organisation de l'enseignement supérieur.** 1872, in-8.   2 fr.

BERTET. **Des parasites de l'homme** tant internes qu'externes et des moyens qu'il convient d'employer pour les détruire. 1866, in-8 de 55 pages.   1 fr. 50

BERTET. **Pathologie et chirurgie du col utérin.** 1866, in-8 de 96 pages.   2 fr. 50

BERTON. **Guide et questionnaire** de tous les examens de médecine et des concours de l'internat, de l'externat et de l'école pratique, avec les réponses des examinateurs eux-mêmes aux questions les plus difficiles, et suivi de grands tableaux synoptiques inédits d'anatomie et de pathologie. 1 vol. in-18, 1863.   2 fr. 50

BERTRAND. **Traité du somnambulisme,** et des différentes modifications qu'il présente. 1823, 1 vol. in-8.   7 fr.

BERTULUS (Évar.). **Marseille et son intendance militaire,** à propos de la peste de la fièvre jaune, du choléra et des événements de Saint-Nazaire (Loire-Inférieure), en 1861. 1864, 1 vol. gr. in-8 de 500 pages.   7 fr.

BEYRAN. **Éléments de pathologie générale.** 1863, 1 vol. gr. in-18. 3 fr. 50

BLANCHARD. **Les métamorphoses, les mœurs et les instincts des insectes,** par M. Émile BLANCHARD, de l'Institut, professeur au Muséum d'histoire naturelle. 1868, 1 magnifique volume grand in-8 jésus, avec 160 fig. intercal. dans le texte et 40 gr. pl. hors texte.
 Broché. 30 fr.
 Relié demi-maroquin. 35 fr.

BLANDIN. **Atlas d'anatomie topographique,** ou d'anatomie des régions du corps humain, considérée dans ses rapports avec la chirurgie et la médecine opératoire. 1834, 20 pl. in-fol. 5 fr.

BLANDIN. **De l'autoplastie,** ou restauration des parties du corps qui ont été détruites, à la faveur d'un emprunt fait à d'autres parties plus ou moins éloignées. Paris, 1836, 1 vol. in-8. 2 fr.

BLANQUI. **L'éternité par les astres.** 1872, in-8 de 78 pages. 2 fr.

BLATIN et NIVET. **Traité des maladies des femmes,** qui déterminent des flueurs blanches, des leucorrhées ou tout autre écoulement utéro-vaginal. 1842, 1 vol. in-8. 7 fr.

BLATIN (Antoine). **Recherches sur la typhlite et la pérityphlite consécutive.** 1868, gr. in-8 de 106 pages. 2 fr. 50

BLATIN. **Recherches physiologiques et cliniques sur la nicotine et le tabac,** précédées d'une introduction sur la méthode expérimentale en thérapeutique. 1870, gr. in-8. 4 fr.

BILLROTH. **Traité de pathologie chirurgicale générale,** traduit de l'allemand par MM. Culmann et Sengel, précédé d'une introduction par M. Verneuil. 1 fort vol. gr. in-8, avec 100 fig. dans le texte. 14 fr.

BINZ. **Abrégé de matière médicale et de thérapeutique,** traduit de l'allemand par J. Alquier et Courbon, internes des hôpitaux de Lyon. 1872, 1 vol. in-18. 2 fr. 50

Biographie médicale par ordre chronologique, d'après Daniel Leclerc, Éloy, Freind, Sprengel, Dezeimeris, etc. 1855, 2 vol. in-8 à 2 colonnes. 2 fr. 50

BOBIERRE (Ad.). **Traité de manipulations chimiques,** description raisonnée de toutes les opérations chimiques et des appareils dont elles réclament l'emploi. 1844, 1 vol. in-8 de 493 pages. avec 173 fig. 3 fr. 50

BOCQUILLON. **Manuel d'histoire naturelle médicale.** 1871, 2 vol. in-18 avec 415 fig. dans le texte. 14 fr.

BOCQUILLON. **Revue du groupe des verbénacées,** recherche des types, organogénie, organographie, classification, description des genres. 1863, 1 vol. gr. in-8 de 186 pages avec 20 planches gravées sur acier. 15 fr.

BOCQUILLON. **Anatomie et physiologie des organes reproducteurs des champignons et des lichens.** 1869, in-4. 2 fr. 50

BOCQUILLON. **Mémoire sur le groupe des Tiliacées.** 1867, gr. in-8 de 48 pages. 2 fr.

BONNET. **Traité complet, théorique et pratique des maladies du foie.** 1841, 2e édit. 1 vol. in-8. 2 fr.

BOSSU. **Nouveau compendium médical à l'usage des médecins-praticiens,** contenant : 1º la pathologie générale ; 2º un dictionnaire de pathologie interne, avec l'indication des formules les plus usitées dans le traitement des maladies ; 3º un memento thérapeutique, avec la définition de toutes les préparations pharmaceutiques. 1867, 4e édition. 1 vol. gr. in-18. 7 fr.

BOSSU. **Traité des plantes médicinales indigènes**, précédé d'un cours de botanique. 3e édition. 1872, 1 vol. in-8 et atlas de 60 planches représentant 1100 figures.

    Prix : fig. noires.   13 fr.
    —   fig. coloriées.   22 fr.

BOSSU. **Nouveau dictionnaire d'histoire naturelle et des phé nomènes de la nature.** 1857-59, 3 vol. in-4 avec 1370 fig. 27 fr.

BOSSU. **Anthropologie**, ou étude des organes, fonctions et maladies de l'homme et de la femme. 2 forts vol. in-8, avec atlas de 20 planches 1870, 6e édition.

    Prix : avec atlas noir.   15 fr.
    —   avec atlas colorié.   21 fr.

BOTKIN. **Des maladies du cœur.** Leçons de clinique médicale faites à l'université de Saint-Pétersbourg. 1870, in-8.   3 fr. 50

BOTKIN. **De la fièvre.** Leçons de clinique médicale faites à l'Université de Saint-Pétersbourg. 1872, in-8.   4 fr. 50

BOUCHARDAT. **Annuaire de thérapeutique, de matière médicale, de pharmacie et de toxicologie** de 1841 à 1873, contenant le résumé des travaux thérapeutiques et toxicologiques publiés de 1840 à 1872, et les formules des médicaments nouveaux, suivi de Mémoires divers de M. le professeur Bouchardat.

1841. — Monographie du diabétès sucré.
1842. — Observations sur le diabétès sucré et mémoire sur une maladie nouvelle, l'*hippurie*.
1843. — Mémoire sur la digestion.
1844. — Recherches et expériences sur les contre-poisons du sublimé corrosif, du plomb, du cuivre et de l'arsenic.
1845. — Mémoire sur la d gestion des corps gras.
1846. — Recherches sur des cas rares de chimie pathologique et mémoire sur l'action des poisons et de substances diverses, sur les plantes et les poisons.
1846, supplément. — 1° Trois mémoires sur les fermentations.
    2° Un mémoire sur la digestion des substances sucrées et féculentes, et des recherches sur les fonctions du pancréas.
    3° Un mémoire sur le diabète sucré ou glucosurie.
    4° Note sur les moyens de déterminer la présence et la quantité de sucre dans les urines.
    5° Notice sur le pain de gluten.
    6° Note sur la nature et le traitement physiologique de la phthisie.
1847. — Mémoire sur les principaux contre-poisons et sur la thérapeutique des empoisonnements, et diverses notices scientifiques.
1848. — Nouvelles observations sur la glycosurie, notice sur la thérapeutique des affections syphilitiques, et mémoire sur l'influence des nerfs pneumogastriques dans la digestion.
1849. — Mémoire sur la thérapeutique du choléra.
1850. — Mémoire sur la thérapeutique des affections syphilitiques et observations sur l'affaiblissement de la vue coïncidant avec les maladies dans lesquelles la nature de l'urine est modifiée.
1851. — Mémoire sur la pathogénie et la thérapeutique du rhumatisme articulaire aigu.
1852. — Mémoire sur le traitement de la phthisie et du rachitisme par l'huile de foie de morue.
1850. — Mémoires : 1° sur les amidonneries insalubres ; 2° sur le rôle des matières albumineuses dans la nutrition.
1856, supplément. — 1° Histoire physiologique et thérapeutique de la cinchonine ;
    2° Rapports sur les remèdes proposés contre la rage ;
    3° Recherches sur les alcaloïdes dans les veines ;
    4° Solution alumineuse benzinée ;
    5° La table alphabétique des matières contenues dans les annuaires de 1841 à 1855, rédigée par M. le docteur Ramon.
1857. — Mémoire sur l'oligosurie, avec des considérations sur la polyurie.
1858. — Mémoire sur la genèse et le développement de la fièvre jaune.
1859. — Rapports sur les farines falsifiées, le pain bis et le vin plâtré.
1860. — Mémoire sur l'infection déterminée dans le corps de l'homme par la fermentation putride des produits morbides ou excrémentitiels. Des désinfectants qui peuvent être employés pour prévenir cette infection.
1861. — Mémoire sur l'emploi thérapeutique externe du sulfate simple d'alumine et de zinc, par M. le docteur Homolle.

1861, supplément.—1° Mémoire sur l'étiologie et la prophylaxie de la tuberculisation pulmonaire;
2° Etude sur les mucédinées parasites qui nuisent le plus à l'homme;
3° Considérations et documents sur l'entraînement des pugilistes;
4° Mémoire sur la pimélorrhée;
5° Instruction pour l'usage de l'uromètre de M. Bouchardat.

1862. — Deux conférences faites aux ouvriers sur l'usage et l'abus des liqueurs fortes et des boissons fermentées.

1863. — Mémoire sur les eaux potables.

1864. — Trois notes sur l'origine et la nature de la vaccine, sur l'inoculation et sur le traitement de la syphilis.

1865. — Mémoire sur l'exercice forcé dans le traitement de la glycosurie.

1866. — Mémoire sur les poisons, les venins, les virus, les miasmes spécifiques dans leurs rapports avec les ferments.

1867. — Mémoire sur la gravelle.

1868. — Mémoire sur le café.

1869. — Mémoire sur la production de l'urée. — Mémoire sur l'étiologie de la glycosurie.

1870. — Mémoire sur la goutte.

1871-72. — Mémoire sur l'état sanitaire de Paris et de Metz pendant le siége.

1873. — Mémoire sur l'étiologie du typhus.

La collection complète se compose de 31 années et 3 suppléments. 34 vol. grand in-32. — Prix de chacun :   1 fr. 25

BOUCHARDAT. **Supplément à l'Annuaire de thérapeutique**, etc., pour 1846, contenant des mémoires : 1° sur les fermentations; 2° sur la digestion des substances sucrées et féculentes et sur les fonctions du pancréas, par MM. BOUCHARDAT et SANDRAS; 3° sur le diabète sucré ou glycosurie ; 4° sur les moyens de déterminer la présence et la quantité de sucre dans les urines ; 5° sur le pain de gluten ; 6° sur la nature et le traitement physiologique de la phthisie. 1 vol. gr. in-32.   1 fr. 25

BOUCHARDAT. **Supplément à l'Annuaire de thérapeutique**, etc., pour 1856, contenant : 1° l'histoire physiologique et thérapeutique de la cinchonine ; 2° rapport sur les remèdes proposés contre la rage ; 3° recherches sur les alcaloïdes dans les urines ; 4° solution alumineuse benzinée ; 5° la table alphabétique des matières contenues dans les Annuaires de 1841 à 1855, rédigée par M. Ramon. 1 vol. in-32.   1 fr. 25

BOUCHARDAT. **Supplément à l'Annuaire de thérapeutique pour 1861**, contenant : 1° un mémoire sur l'étiologie et la prophylaxie de la phthisie pulmonaire ; 2° une étude sur les mucédinées parasites qui nuisent le plus à l'homme; 3° des documents sur l'entraînement; 4° une instruction pour l'usage de l'uromètre de M. Bouchardat. 1 vol. in-32.   1 fr. 25

BOUCHARDAT. **Nouveau formulaire magistral**, précédé d'une notice sur les hôpitaux de Paris, de généralités sur l'art de formuler, suivi d'un précis sur les eaux minérales naturelles et artificielles, d'un mémorial thérapeutique, de notions sur l'emploi des contre-poisons, et sur les secours à donner aux empoisonnés et aux asphyxiés. 1873, 18° édition, revue, corrigée d'après le *Codex*, augmentée de quatre notices sur les usages thérapeutiques du lait, du vin, sur les cures de petit-lait, de raisin et de formules nouvelles. 1 vol. in-18.   3 fr. 50

BOUCHARDAT. **Physique, avec ses principales applications.** 1851, 1 vol. gr. in-18 de 540 pages, avec 230 fig. dans le texte. 3° édit.   2 fr.

BOUCHARDAT. **Histoire naturelle**, contenant la zoologie, la botanique, la minéralogie et la géologie. 1844, 2 vol. gr. in-18, avec 308 figures.   2 fr.

BOUCHARDAT. **Opuscules d'économie rurale**, contenant les engrais, la betterave, les tubercules de dahlia, les vignes et les vins, le lait, le pain, les boissons, l'alucite, la digestion et les maladies des vers à soie, les sucres, l'influence des eaux potables sur le goître, etc. 1851, 1 vol. in-8. 3 fr. 50

BOUCHARDAT. **Traité des maladies de la vigne.** 1853, 1 vol. in-8. 3 fr. 50

BOUCHARDAT. **Formulaire vétérinaire**, contenant le mode d'action, l'emploi et les doses des médicaments simples et composés, prescrits aux animaux domestiques par les médecins vétérinaires français et étrangers, et suivi d'un mémorial thérapeutique. 1862, 2e édit., 1 vol. in-18. 4 fr. 50

BOUCHARDAT. **Manuel de matière médicale**, de thérapeutique comparée et de pharmacie. 1873, 2 vol. gr. in-18, 5e édit. 16 fr.

BOUCHARDAT. **Le travail**, son influence sur la santé (conférences faites aux ouvriers). 1863, 1 vol. in-18. 2 fr. 50

BOUCHARDAT et H. JUNOD. **L'eau-de-vie et ses dangers**, conférences populaires, 1 vol. in-18. 1 fr.

BOUCHARDAT et QUEVENNE. **Du lait**, 1er fascicule, instruction sur l'essai et l'analyse du lait; 2e fascicule, des laits de femme, d'ânesse, de chèvre, de brebis, de vache. 1857, 1 vol. in-8. 6 fr.
On vend séparément l'*instruction* pour l'essai et l'analyse du lait. 1856, in-8, br. 1 fr. 25

BOUCHARDAT et DELONDRE. **Quinologie.** Des quinquinas et des questions qui, dans l'état présent de la science et du commerce, s'y rattachent avec le plus d'actualité. 1854, 1 vol. gr. in-4, avec 23 pl. coloriées et 2 cartes. 40 fr.

BOUCHARDAT (Gustave). **Histoire générale des matières albuminoïdes.** Thèse d'agrégation. 1 vol. in-8, 1872. 2 fr. 50

BOUCHUT et DESPRÉS. **Dictionnaire de médecine et de thérapeutique médicale et chirurgicale**, comprenant le résumé de la médecine et de la chirurgie, les indications thérapeutiques de chaque maladie, la médecine opératoire, les accouchements, l'oculistique, l'odontechnie, les maladies d'oreilles, l'électrisation, la matière médicale, les eaux minérales et un formulaire spécial pour chaque maladie. 2e édit. 1872, 1 fort vol. in-4 avec 800 fig. intercalées dans le texte.
Prix : broché. 25 fr.
— cartonné. 27 fr.
— relié. 29 fr.

BOUCHUT. **Diagnostic des maladies du système nerveux par l'ophthalmoscopie.** 1866, 1 vol. in-8 avec atlas de planches coloriées. 9 fr.

BOUCHUT. **Histoire de la médecine et des doctrines médicales.** 1873, 2 forts vol. in-8. 16 fr.

BOURGUIGNON et SANDRAS. **Traité pratique des maladies nerveuses.** 2e édition, corrigée et considérablement augmentée. 1860-1863, 2 vol. in-8. 12 fr.

BRACHET. **Physiologie élémentaire de l'homme.** 1854, 2 vol. in-8. 3 fr.

BRÉMOND (E.). **De l'hygiène de l'aliéné.** 1871, br. in-8. 2 fr.

BRICHETEAU. **Traité sur les maladies chroniques qui ont leur siège dans les organes de l'appareil respiratoire**, la phthisie pulmonaire, les diverses affections des poumons et des plèvres, la phthisie laryngée et trachéale, la bronchite chronique, le rhume, le catarrhe pulmonaire, l'hémoptysie, l'asthme, l'aphonie, les dyspnées nerveuses, etc. 1852, 1 vol. in-8 de 664 pages. 3 fr.

BRICHETEAU. **Traité de l'hydrocéphale aiguë ou fièvre céré-brale des enfants.** 1826, 1 vol. in-8.   1 fr.

BRIERRE DE BOISMONT. **Des maladies mentales** (extrait de la pathologie médicale du professeur Requin). In-8 de 90 pages. 2 fr.

BRIERRE DE BOISMONT. **Des hallucinations,** ou histoire raisonnée des apparitions, des visions, des songes, de l'extase, du magnétisme et du somnambulisme. 1862, 3e édition très-augmentée. 1 vol. in-8. 7 fr.

BRIERRE DE BOISMONT. **Du suicide et de la folie suicide,** considérés dans leurs rapports avec la statistique, la médecine et la philosophie. 1865. 2e édition, 1 vol. in-8 de 680 pages.   7 fr.

BRIERRE DE BOISMONT. **Joseph Guislain,** sa vie et ses écrits, esquisses de médecine mentale. 1867, 1 vol. in-8.   5 fr.

BRIGHAM. **Quelques observations chirurgicales.** 1872, gr. in-8 de 102 pages, sur papier de Hollande avec 4 photographies hors texte.   5 fr.

BROC. **Essai sur les races humaines,** considérées sous les rapports anatomique et philosophique. 1836, 1 vol. in-8 avec 11 fig. 1 fr. 25·

BROUSSAIS. **Recherches sur la fièvre hectique.** Paris, 1803, in-8.   1 fr.

BROWN. **Éléments de médecine.** 1805, trad. du latin, avec des addit. par M. Fouquier. 1 vol. in-8.   2 fr.

BUCHNER (Louis). **Science et nature,** traduit de l'allemand, par A. Delondre. 1866, 2 vol. in-18 de la *Bibliothèque de philosophie contemporaine.*   5 fr.

Bulletins de la Société anatomique de Paris, rédigés par MM. Axenfeld, Bauchet, Bell, Bérard, Bourdon, Broca, Chassaignac, Demarquay, Denucé-Deville, Forget, Foucher, Giraldès, Gosselin, Lenoir, Leudet, Livois, Maréchal, Mercier, Pigné, Richard, Royer-Collard, Sestier, A. Tardieu, Thibault, Valleix, Vigla ; années 1826 à 1834, 1837, 1838, 1840 à 1855, 26 vol. in-8.

    Prix des années 1826 à 1834, chacune   1 fr.

    Prix des autres volumes, chacun   2 fr.

BURGGRAEVE. **Anatomie de texture,** ou histologie appliquée à la physiologie et à la pathologie. Gand, 1845, 2e édit. 1 vol. gr. in-8 de 720 pages avec 138 fig.   2 fr. 50

BURGGRAEVE. **Précis de l'histoire de l'anatomie,** comprenant l'examen comparatif des ouvrages des principaux anatomistes anciens et modernes. Gand, 1853, 1 vol. gr. in-8.   2 fr. 50·

BURGGRAEVE. **Le génie de la chirurgie,** considéré sous le rapport des pansements, des opérations, du diagnostic, du pronostic et du traitement. Gand, 1853, 1 vol. gr. in-8 de 436 pages.   2 fr. 50·

BYASSON (H.) ET FOLLET (A.). **Étude sur l'hydrate de chloral et le trichloracétate de soude.** 1871, in-8 de 64 pages.   2 fr.

CABADÉ. **Essai sur la physiologie des épithéliums.** 1867, in-8 de 88 pages avec 2 planches gravées.   2 fr. 50

CAHAGNET. **Abrégé des merveilles du ciel et de l'enfer,** de Swedenborg, 1855, 1 vol. gr. in-18.   3 fr. 50·

CAHAGNET. **Arcanes de la vie future dévoilés,** où l'existence, la forme, les occupations de l'âme après sa séparation du corps sont prouvées par plusieurs années d'expériences au moyen de huit *Somnambules extatiques,* qui ont eu 80 perceptions de 36 personnes de diverses conditions, décédées à différentes époques, leurs signalements, conversations, renseignements. Preuves irrécusables de leur existence au monde spirituel. 1848-1860, 3 vol. gr. in-18.   15 fr.

CAHAGNET. **Encyclopédie magnétique spiritualiste**, traitant spécialement de faits physiologiques. Magie magnétique, swedenborgianisme, nécromancie, magie céleste. 1854 à 1862, 7 vol. gr. in-18. 28 fr.

CAHAGNET. **Études sur l'homme.** 1858, 1 vol. gr. in-18. 1 fr.

CAHAGNET. **Lettres odiques-magnétiques** du chevalier Reichenbach, traduites de l'allemand. 1833, 1 vol. in-18. 1 fr. 50

CAHAGNET. **Lumière des morts**, ou études magnétiques, philosophiques et spiritualistes, dédiées aux penseurs du xixe siècle. 1851, 1 vol. gr. in-18. 5 fr.

CAHAGNET. **Magie magnétique**, ou traité historique et pratique de fascinations, de miroirs kabbalistiques, d'apports, de suspensions, de pactes, de charmes des vents, de convulsions, de possession, d'envoûtement, de sortiléges, de magie de la parole, de correspondances sympathiques et de nécromancie. 1858, 2e édit. 1 vol. gr. in-18. 7 fr.

CAHAGNET. **Révélations d'outre-tombe**, par les esprits Galilée, Hippocrate, Franklin, etc., sur Dieu, la préexistence des âmes, la création de la terre, l'astronomie, la météorologie, la physique, la métaphysique, la botanique, l'hermétisme, l'anatomie vivante du corps humain, la médecine, l'existence du Christ et du monde spirituel, les apparitions et les manifestations spirituelles du xixe siècle. 1856, 1 vol. in-18. 5 fr.

CAHAGNET. **Sanctuaire du spiritualisme**, ou étude de l'âme humaine et de ses rapports avec l'univers, d'après le somnambulisme et l'extase. 1850, 1 vol. in-18. 5 fr.

CAHAGNET. **Traitement des maladies**, ou étude sur les propriétés médicinales de 150 plantes les plus connues et les plus usuelles, par l'extatique ADÈLE MAGINOT, avec une exposition des diverses méthodes de magnétisation. 1851, 1 vol. gr. in-18. 2 fr. 50

CAHAGNET. **Méditations d'un penseur**, ou mélanges de philosophie et de spiritualisme, d'appréciations, d'aspirations et de déceptions. 1861, 2 vol. in-18. 10 fr.

CARON. **Le Code des jeunes mères.** Traité théorique et pratique pour l'éducation physique des nouveau-nés. 1859, 1 vol. in-8. 3 fr. 50

CARON. **La puériculture**, ou la science d'élever hygiéniquement et physiologiquement les enfants. 1866, in-18 de 280 pages. 3 fr. 50

CARON. **Guide pratique de l'alimentation hygiénique et physiologique au sein ou au biberon.** 1867, in-18 de 70 pages. 1 fr.

CARPON. **Voyage à Terre-Neuve.** 1852, 1 vol. in-8. 2 fr. 50

CARRIER. **Étude sur la localisation dans le cerveau de la faculté du langage articulé.** In-8 de 77 pages. 2 fr.

CARRIÈRE. **Recherches sur les eaux minérales sodo-bromurées de Salins.** 1856, in-12. 1 fr. 50

CARRON DU VILLARDS. **Guide pratique pour l'exploration de l'œil.** 1836, in-8. 1 fr. 50

CASPER. **Traité pratique de médecine légale**, rédigé d'après des observations personnelles, par Jean-Louis Casper, professeur de médecine légale de la Faculté de médecine de Berlin ; traduit de l'allemand sous les yeux de l'auteur, par M. Gustave Germer Baillière. 1862, 2 vol. in-8. 15 fr.

CASTORANI. **Mémoire sur le traitement des taches de la cornée,** *néphelion albugo.* 1867, in-8. 1 fr.

CAUSIT. **Étude sur les polypes du larynx chez les enfants, et en particulier sur les polypes congénitaux.** 1867, in-8 de 162 pages avec 3 planches lithographiées. 3 fr. 50

CHARCOT et CORNIL. **Contributions à l'étude des altérations anatomiques de la goutte**, et spécialement du rein et des articulations chez les goutteux. 1864, in-8 de 30 pages avec pl. 1 fr. 50

CHARPIGNON. **Physiologie, médecine et métaphysique du magnétisme.** 1848, 1 vol. in-8 de 480 pages. 6 fr.

CHARPIGNON. **Considérations sur les maladies de la moelle épinière.** 1860, in-8. 1 fr.

CHARPIGNON. **Études sur la médecine animique et vitaliste.** 1864. 1 vol. gr. in-8 de 192 pages. 4 fr.

CHAUFFARD. **Fragments de critique médicale**, Broussais, Magendie, Chomel. 1864, in-8 de 67 pages. 1 fr. 50

CHAUFFARD. **Laennec**, conférence faite à la Faculté de médecine, le 3 avril 1865. In-8 de 50 pages. 1 fr. 25

CHAUFFARD. **De la spontanéité et de la spécificité dans les maladies.** 1867, 1 vol. in-18 de 232 pages. 3 fr.

CHÉRUBIN. **De l'extinction des espèces**, études biologiques sur quelques-unes des lois qui régissent la vie. 1868, in-18. 2 fr. 50

CHEVALLIER (Paul). **De la paralysie des nerfs vaso-moteurs dans l'hémiplégie.** 1867, in-8 de 50 pages. 1 fr. 50

CHIPAULT (Antony). **De la résection sous-périostée dans la fracture de l'omoplate par armes à feu.** In-8 de 30 pages et six pl. 3 fr. 50

CHIPAULT. **Fractures par armes à feu**, expectation, résection sous-périostée, évidement, amputation. Paris, 1872, 1 vol. gr. in-8 avec 37 planches chromolithographiées. 25 fr.

CHOMEL. **Leçons de clinique médicale**, faites à l'Hôtel-Dieu de Paris, recueillies et publiées sous ses yeux par MM. les docteurs Genest, Requin et Sestier. 1834-1840, 3 vol. in-8. 12 fr.

CHRISTIAN (P.). **Histoire de la magie, du monde surnaturel.** et de la fatalité à travers les temps et les peuples. 1 vol. gr. in-8 de 669 pages avec un grand nombre de figures et 16 planches hors texte. 15 fr.

CLÉMENCEAU. **De la génération des éléments anatomiques**, précédé d'une introduction par M. le professeur Robin. 1867, in-8. 5 fr.

CLOQUET (H.). **Osphrésiologie**, ou traité des odeurs, du sens et des organes de l'olfaction, avec l'histoire détaillée des maladies du nez et des fosses nasales. 1821, 2e édit., 1 fort vol. in-8. 2 fr.

COLLIN. **Du traitement des affections pulmonaires par les inhalations sulfureuses de Saint-Honoré** (Nièvre). 1864, in-8 de 111 pages. 2 fr. 50

COMBE (George). **Traité complet de phrénologie**, traduit de l'anglais par le docteur Lebeau. 1844, 2 forts vol. avec fig. 5 fr.

Conférences historiques de la Faculté de médecine faites pendant l'année 1865 (*les Chirurgiens érudits*, par M. Verneuil. — *Gui de Chauliac*, par M. Follin. — *Celse*, par M. Broca. — *Wurtzius*, par M. Trélat. — *Rioland*, par M. Lefort. — *Leuret*, par M. Tarnier. — *Harvey*, par M. Béclard. — *Stahl*, par M. Lasègue. — *Jenner*, par M. Lorain. — *Jean de Vier*, par M. Axenfeld. — *Laennec*, par M. Chauffard. — *Sylvius*, par M. Gubler. — *Stoll*, par M. Parrot). 1 vol. in-8. 6 fr.

COPPEZ. **De l'ophthalmie névro-paralytique.** 1870, in-8.   2 fr.

CORNAZ. **Des abnormités congénitales des yeux et de leurs annexes.** 1848, in-8.   1 fr. 50

CORNIL. **Contribution à l'histoire du développement histologique des tumeurs épithéliales** (squirrhe encéphaloïde, etc.). 1865, in-8 de 31 pages avec 4 planches.   2 fr.

CORNIL. **Mémoire sur les tumeurs épithéliales du col de l'utérus.** 1865, in-8 de 68 pages avec 2 pl. lith.   2 fr.

CORNIL. **Des différentes espèces de néphrites.** 1869, in-8.   3 fr. 50

CORNIL. **Leçons élémentaires d'hygiène,** rédigées d'après le programme adopté par le ministre de l'instruction publique, à l'usage des établissements d'enseignement secondaire par V. Cornil, professeur agrégé à la Faculté de médecine, médecin des hôpitaux de Paris. 1 vol. in-18 avec 27 figures dans le texte.   2 fr. 50

CORNIL et CHARCOT. Voy. CHARCOT.

CORNIL et HÉRARD. Voy. HÉRARD.

CORNIL et RANVIER. **Manuel d'histologie pathologique :**

1re Partie (anatomie pathologique générale). 1869, 1 vol. in-18 avec 169 fig. dans le texte.   4 fr. 50

2e Partie (lésions des tissus et des systèmes, avec 80 fig. intercalées dans le texte. 1873, 1 vol. in-18.   4 fr. 50

La 3e partie qui complétera l'ouvrage est sous presse.

CORNIL et RANVIER. **Contributions à l'étude du développement histologique des tumeurs épithéliales.** Br. in-8.   1 fr.

COSTE et DELPECH. **Recherches sur la génération des mammifères,** suivies de recherches sur la formation des embryons. 1834, 1 vol. in-4 avec 9 fig.   5 fr.

COSTER. **Manuel de médecine pratique basée sur l'expérience,** suivi de deux tableaux synoptiques des empoisonnements. 1837, 1 vol. in-18.   75 c.

COSTES. **Histoire critique et philosophique de la doctrine physiologique.** 1849, 1 vol. in-8.   6 fr.

COUDRET. **Recherches médico-physiologiques sur l'électricité animale.** 1837, 1 vol. in-8.   7 fr.

CRÉTEUR (L.). **Lois et règlements sur la pharmacie en Belgique,** depuis les temps les plus reculés jusqu'à nos jours, ou code annoté à l'usage des pharmaciens praticiens. 1 vol. in-8.   6 fr.

DAMASCHINO. **Des différentes formes de pneumonie aiguë chez les enfants.** 1867, in-8 de 154 pages.   3 fr. 50

DAMASCHINO. **La pleurésie purulente.** 1869, in-8.   3 fr. 50

DAMASCHINO. **Étiologie de la tuberculose.** 1872, in-8 de 204 pages.   2 fr. 50

D'ARDONNE. **La philosophie de l'expression,** étude psychologique. 1871, 1 vol. in-8 de 352 pages.   8 fr.

D'ASSIER (Adolphe). **Physiologie du langage phonétique.** 1868, 1 vol. in-18.   2 fr. 50

D'ASSIER (Adolphe). **Physiologie du langage graphique.** 1868, in-18.   2 fr. 50

D'ASSIER (Adolphe). **Essai de philosophie positive au XIXe siècle.** Première partie : Le Ciel. 1 vol. in-18.   2 fr. 50

DEBROU. **La vie.** 1869, 1 vol. in-18.   2 fr. 50

DE CANDOLLE. **Organographie végétale**, ou description raisonnée des organes des plantes. 1844, 2 vol. in-8, avec 60 pl. représentant 422 fig.   6 fr.

DECÈS. **Perfectionnement des lieux d'aisances.** 1870, in-8 avec planches.   2 fr. 50

DEGRAUX-LAURENT. **Études ornithologiques.** La puissance de l'aile, ou l'oiseau pris au vol. 1871, 1 vol. in-8 de 260 pages avec 5 pl.   5 fr.

DELAFOND et BOURGUIGNON. **Pathologie et entomologie comparée de la psore** des animaux domestiques et de l'homme (ouvrage couronné par l'Institut), 1862, 1 fort vol. in-4 de 700 pages avec 7 pl.   16 fr.

DELAUNAY. **Conférence sur l'astronomie**, et en particulier sur le ralentissement du mouvement de rotation de la terre. 1866, in-18 avec 14 fig.   50 c.

DE LA SALZÈDE. **Lettres sur le magnétisme animal**, considéré sous le point de vue physiologique et psychologique. 1847, 1 vol. in-12.   2 fr. 50

DELAVILLE (aîné). **Cours pratique d'arboriculture fruitière** pour la région du nord de la France. 1872, 1 vol. in-8, illustré de 269 fig.   6 fr.

DELEUZE. **Histoire critique du magnétisme animal**, 2e édition, 1819, 2 vol. in-8.   9 fr.

DELEUZE. **Mémoire sur la faculté de prévision**, avec des notes et des pièces justificatives, et avec une certaine quantité d'exemples de prévisions recueillis chez les anciens et les modernes. 1836, in-8, br.   2 fr. 50

DELEUZE. **Instruction pratique sur le magnétisme animal**, précédé d'une notice sur la vie et les ouvrages de l'auteur, et suivi d'une lettre d'un médecin étranger. 1853, 1 vol. in-12.   3 fr. 50

DELMAS (Paul). **Mémoire sur l'anatomie et la pathologie du mamelon** dans leurs rapports avec l'allaitement. 1860, in-8.   1 fr.

DELMAS. **Etude pratique sur l'hydrothérapie.** 1re partie, de l'hydrothérapie à domicile, précédée de quelques considérations générales sur la théorie physiologique de cette méthode de traitement. 1869, in-8.   2 fr.

DELONDRE et BOUCHARDAT. **Quinologie**, des quinquinas et des questions qui, dans l'état présent de la science et du commerce, s'y rattachent avec le plus d'actualité. 1854, 1 vol. gr. in-4, avec 23 pl. col. et 2 cartes.   40 fr.

DELPECH. **Chirurgie clinique de Montpellier**, ou observations et réflexions tirées des travaux de chirurgie clinique de cette école. 1823-1828, 2 vol. in-4.   12 fr.

DELVAILLE (Camille). **Étude sur l'histoire naturelle.** Première série, contenant : unité d'origine des races humaines ; de l'alimentation par la viande de cheval ; l'œuvre d'Etienne-Geoffroy Saint-Hilaire ; biographie scientifique du xviiie siècle ; les hommes à queue. 1862, 1 vol. in-18.   3 fr. 50

DELVAILLE (Camille). **De la fièvre de lait**, études critiques et cliniques. 1862, 1 vol, in-8 de 133 pages.   2 fr. 50

DELVAILLE (Camille). **De l'exercice de la médecine**, nécessité de reviser les lois qui la régissent en France, précédé d'une lettre de M. Jules Simon. 1865, 1 vol. in-8 de 144 pages. 2 fr.

DE PUISAYE ET LECONTE. **Eaux d'Enghien**, au point de vue chimique et médical. 1853, 1 vol. in-8. 5 fr.

DE QUATREFAGES. **Ch. Darwin et ses précurseurs français**, étude sur le transformisme. 1870, 1 vol. in-8 de la *Bibliothèque de philosophie contemporaine*. 5 fr.

DESCHAMPS (d'Avallon). **Compendium de pharmacie pratique**, Guide du pharmacien établi et de l'élève en cours d'études, comprenant un traité abrégé des sciences naturelles, une pharmacologie raisonnée et complète, des notions thérapeutiques, et un guide pour les préparations chimiques et les eaux minérales ; un abrégé de pharmacie vétérinaire, une histoire des substances médicamenteuses, un traité de toxicologie, et une étude pratique des substances nécessaires à la photographie et à la galvanoplastie ; précédé d'une introduction par M. le professeur Bouchardat. 1868, 1 vol. gr. in-8 de 1150 pages environ. 20 fr.

DESCHAMPS (d'Avallon). **Manuel de pharmacie et Art de formuler**, contenant : 1° les principes élémentaires de pharmacie ; 2° des tableaux synoptiques : *a.* des substances médicamenteuses tirées des trois règnes, avec leurs doses et leurs modes d'administration ; *b.* des eaux minérales employées en médecine ; *c.* des substances incompatibles ; 3° les indications pratiques nécessaires pour composer de bonnes formules ; suivi d'un *Formulaire de toutes les préparations iodées* publiées jusqu'à ce jour, par M. Deschamps (d'Avallon), pharmacien de la maison impériale de Charenton. 1856, 1 vol. gr. in-18 avec 19 figures. 3 fr. 50

DESCHAMPS (d'Avallon). **Manuel pratique d'analyse chimique**. 1859, 2 vol. in-8 de 1034 pages, contenant, l'un l'analyse qualitative, l'autre l'analyse quantitative, avec 80 fig. intercalées dans le texte 7 fr.

DESPRÉS (Arm.) ET BOUCHUT. Voy. BOUCHUT.

DESPRETZ. **Traité élémentaire de physique** (ouvrage adopté par le Conseil de l'instruction publique). 1836, 4° édit. 1 vol. in-8, et 17 pl. 5 fr.

DEVERGIE (Alphonse). **Médecine légale théorique et pratique** avec le texte et l'interprétation des lois relatives à la médecine légale, revus et annotés par M. Dehaussy de Robécourt, conseiller à la cour de cassation. 1852, 3° édit. 3 vol. in-8. 23 fr.

Le premier volume traite : 1° certificats, rapports et consultations médico-légales ; 2° responsabilité médicale ; 3° mariage ; 4° séparation de corps ; 5° grossesse ; 6° avortement ; 7° accouchement ; 8° paternité, maternité, naissances précoces et tardives, superfétation ; 9° supposition, substitution d'enfant ; 10° infanticides ; 11° attentats à la pudeur ; 12° maladies simulées ; 13° aliénation mentale.

Le second volume traite : 1° coups et blessures volontaires et involontaires ; 2° mort subite ; 3° mort apparente ; 4° époque de la mort ; 5° putréfaction cadavérique ; 6° autopsie ; 7° exhumations ; 8° identité ; 9° suicide ; 10° asphyxie en général ; 11° asphyxie par submersion ; 12° pendaison et strangulation ; 13° combustion spontanée.

Le troisième volume traite les empoisonnements et toutes les questions de chimie légale.

DONDERS. **L'astigmatisme** et les verres cylindriques, par Donders, professeur à l'Université d'Utrecht, traduit du hollandais, par le docteur Dor, médecin à Vevey. 1862, 1 vol. in-8 de 144 pages. 4 fr. 50

D'OROSZKO. **Recherches sur l'homœopathie**. 1839, 1 vol. in-8. 2 fr.

DROGNAT-LANDRÉ. **De l'extraction de la cataracte**. 1869, gr. in-8. 1 fr.

DROGNAT-LANDRÉ. De la contagion seule cause de la propagation de la lèpre. 1869, in-8. 2 fr. 50

DUBOIS. Matière médicale indigène, ou Histoire des plantes médicinales qui croissent spontanément en France et en Belgique (ouvrage couronné par la Société de médecine de Marseille, en réponse à cette question : *Des ressources que la flore médicale indigène présente aux médecins de campagne*). 1848, 1 vol. in-8. 3 fr.

DUBOIS (d'Amiens). **Philosophie médicale** ; examen des doctrines de Cabanis et de Gall. 1845, 1 vol. in-8. 3 fr.

DUBOUCHET. Maladies des voies urinaires et des organes de la génération, contenant la rétention d'urine, les rétrécissements de l'urèthre, les maladies de la glande prostate, de la vessie, des testicules, des vésicules séminales et des conduits spermatiques, des reins et des uretères ; la stérilité et l'impuissance ; le diabète sucré ou glycosurie ; la gravelle et les calculs de la vessie. 10e édition, 1851, 1 vol. in-8. 5 fr.

DUJARDIN-BAUMETZ. De la myélite aiguë. 1872, gr. in-8 de 163 pages. 2 fr. 50

DUPARCQUE. Traité des maladies de la matrice. 1839, 2 vol. in-8, 2e édition. 6 fr.

DU POTET. Thérapeutique magnétique, règles de l'application du magnétisme à l'expérimentation pure et au traitement des maladies ; spiritualisme ; son principe et ses phénomènes. 1863, 1 vol. 12 fr.

DU POTET. Traité complet de magnétisme, cours en douze leçons. 1856, 3e édition, 1 vol. de 634 pages. 7 fr.

DU POTET. Manuel de l'étudiant magnétiseur, ou Nouvelle instruction pratique sur le magnétisme, fondée sur *trente années* d'expérience et d'observations. 1869, 4e édition, 1 vol. gr. in-18. 3 fr. 50

DUPUYTREN. Leçons orales de clinique chirurgicale faites à l'Hôtel-Dieu de Paris, par le baron Dupuytren, chirurgien en chef, recueillies et publiées par MM. les docteurs Brierre de Boismont et Marx. 1839, 2e édition entièrement refondue, 6 vol. in-8. 8 fr.

DURAND (de Gros). **Essais de physiologie philosophique.** 1866, 1 vol. in-8. 8 fr.

DURAND (de Gros). **De l'influence des milieux sur les caractères de races, de l'homme et des animaux.** 1868, br. in-8. 1 fr. 50

DURAND (de Gros). **Ontologie et psychologie physiologique.** 1 vol. in-18. 1871. 3 fr. 50

DURAND (de Gros). **De l'hérédité dans l'épilepsie.** Paris, 1869, br. in-8 de 15 pages. 50 c.

DURAND (de Gros). **Les origines animales de l'homme,** éclairées par la physiologie et l'anatomie comparatives. 1871, 1 vol. in-8. 5 fr.

DURAND-FARDEL. Traité pratique des maladies chroniques. 1868, 2 vol. gr. in-8. 20 fr.

DURAND-FARDEL. Traité thérapeutique des eaux minérales de France et de l'étranger, et de leur emploi dans les maladies chroniques. 2e édit., 1862, 1 vol. in-8 de 774 pages, avec carte color. 9 fr.

DURAND-FARDEL. Traité pratique des maladies des vieillards. 1873, 2e édition. 1 fort vol. gr. in-8 de 816 pages. 14 fr.

DURAND-FARDEL. Lettres médicales sur Vichy. 3e édition. 1866, 1 vol. in-18 de 250 pages. 2 fr. 50

DURINGE. **De l'homœopathie**, ses avantages et ses dangers. 1834, 1 vol. in-8. 2 fr.

EDWARDS (Milne) ET VAVASSEUR. **Nouveau formulaire pratique des hôpitaux.** 1841, 4ᵉ édit. revue, corrigée et augmentée, par M. Mialhe. 1 vol. in-32. 2 fr.

Éléments de science sociale ou religion physique sexuelle et naturelle, par un docteur en médecine, traduit sur la 7ᵉ édition anglaise. 1869, gr. in-18 de 600 pages.
 Broché. 3 fr. 50
 Cartonné. 4 fr.

ÉLIPHAS LEVI. **Histoire de la magie**, avec une exposition claire et précise de ses procédés, de ses rites et de ses mystères. 1860, 1 vol. in-8, avec 90 fig. 12 fr.

ÉLIPHAS LEVI. **La clef des grands mystères**, suivant Hénoch, Abraham, Hermès Trismégiste et Salomon. 1861, 1 vol. in-8 avec 22 pl. 12 fr.

ÉLIPHAS LEVI. **Dogme et rituel de la haute magie.** 1861, 2ᵉ éd., 2 vol. in-8 avec 24 fig. 18 fr.

ÉLIPHAS LEVI. **Philosophie occulte.** Fables et symboles, avec leur explication où sont révélés les grands secrets de la direction du magnétisme universel et des principes fondamentaux du grand œuvre. 1863, 1 vol. in-8. 7 fr.

ÉLIPHAS LEVI. **La science des esprits**, révélation du dogme secret des kabbalistes, esprit occulte des évangiles, appréciations des doctrines et des phénomènes spirites. 1865, in-8. 7 fr.

Enquête parlementaire sur l'insurrection du 18 mars 1871, édition contenant *in extenso* les trois volumes distribués à l'Assemblée nationale. 1 vol. in-4. 16 fr.

Enquête parlementaire sur les actes du gouvernement de la défense nationale. Voir page 48. 15 fr.

FABRE. **Dictionnaire des dictionnaires de médecine français et étrangers**, avec un vol. supplémentaire rédigé sous la direction du docteur Ambroise Tardieu. 1851, 9 vol. in-8. 20 fr.

FABRE. **Choléra morbus.** Guide du médecin praticien dans la connaissance et le traitement de cette maladie, suivi d'un dictionnaire de thérapeutique et d'un formulaire spécial. 1854, 1 vol. in-8. 2 fr. 50

FAIVRE (Ernest). **De la variabilité des espèces.** 1868, 1 vol. in-18 de la *Bibliothèque de philosophie contemporaine.* 2 fr. 50

FAU. **Anatomie des formes du corps humain** à l'usage des peintres et des sculpteurs. 1866. 1 vol. in-8 avec atlas, in-folio de 25 pl.
 Prix : fig. noires. 20 fr.
 — coloriées. 35 fr.

FERMOND. **Études sur la symétrie**, considérées dans les trois règnes de la nature. 1855, in-8 de 54 pages. 2 fr. 50

FERMOND. **Monographie des sangsues médicinales**, contenant la description, la reproduction, l'éducation, la conservation, les maladies, l'emploi, le dégorgement de ces annélides. 1854, 1 vol. in-8 de 520 pages avec 36 fig. 6 fr.

FERMOND. **Études comparées des feuilles** dans les trois grands embranchements végétaux comprenant le principe de la trisection et les lois de leur formation et de leur composition, leur classification méthodique, l'explication rationnelle de certaines feuilles exceptionnelles, leur composition organographique et leur phytogénie. (Extrait du tome II de l'*Essai de phytomorphie*). 1864, 1 vol. in-8 avec 13 pl. 10 fr.

FERMOND. **Phytogénie**, ou théorie mécanique de la végétation. 1867. 1 vol. gr. in-8 de 708 pages avec 5 planches.   12 fr.

FERMOND. **Essai de phytomorphie**, ou étude des causes qui déterminent les principales formes végétales. 1864-1868, 2 vol. gr. in-8 avec nombreuses planches.   30 fr.

FERMOND. **Faits pour servir à l'histoire générale de la fécondation chez les végétaux.** In-8 de 45 pages.   2 fr.

FERRIÈRE (Émile). **Le Darwinisme.** 1872, 1 vol. in-18 de 448 pages.   4 fr. 50

FIGUIER et NANCE. **Nouvelle pharmacopée** de Londres, ou codex officiel d'Angleterre, traduction par MM. Figuier et Nance. 1841. 1 vol. in-32.   1 fr.

FLINT (Aug.). **Recherches expérimentales sur une nouvelle fonction du foie**, consistant dans une séparation de la cholestérine du sang et son élimination sous forme de stercorine. 1868, in-8.   2 fr.

FOISSAC. **Rapports et discussions à l'Académie royale de médecine sur le magnétisme animal**, avec des notes explicatives. 1833, 1 vol. in-8.   7 fr. 50

FOLET (Henri). **De la résection du poignet.** 1869, in-8 de 90 pages.   2 fr.

FONVIELLE (W. de). **L'astronomie moderne.** 1869, 1 vol. in-8 de la *Bibliothèque de philosophie contemporaine.*   2 fr. 50

FOURCAULT. **Causes générales des maladies chroniques**, spécialement de la *phthisie pulmonaire*, avec l'exposé des recherches expérimentales sur les *fonctions de la peau*, suivies de l'hygiène des personnes prédisposées aux maladies chroniques et spécialement à la *phthisie pulmonaire*, ou moyen de prévenir le développement de ces affections. 1844, 1 vol. in-8.   3 fr. 50

> On vend séparément l'*hygiène* des personnes prédisposées aux maladies chroniques et à la *phthisie pulmonaire*. 1844. 1 vol. in-8.   1 fr.

FOURCAULT. **Du choléra épidémique.** 1849, in-8, br.   1 fr.

FOURNIER. **Actes du congrès international de botanique, tenu à Paris en août 1867.** 1 vol. gr. in-8.   6 fr.

FOURNIER. **Études cliniques sur les douches oculaires et la glace**, appliquées au traitement des phlegmasies de l'œil. 1857, in-8.   1 fr.

FOY. **Traité de matière médicale et de thérapeutique**, appliquée à chaque maladie en particulier. 1843, 2 vol. in-8 de 1456 pages.   5 fr.

FOY. **Formulaire des médecins praticiens**, contenant : 1° les formules des hôpitaux civils et militaires, français et étrangers ; 2° l'examen et l'interrogation des malades ; 3° un mémorial raisonné de thérapeutique ; 4° les secours à donner aux empoisonnés et aux asphyxiés ; 5° la classification des médicaments, d'après leurs effets thérapeutiques ; 6° un tableau des substances incompatibles ; 7° l'art de formuler. 1844, 3ᵉ édition, 1 vol. in-18.   2 fr.

FOY. **Mémorial de thérapeutique à l'usage des médecins praticiens**, contenant : la médecine, la chirurgie, les accouchements. 1862, 1 vol. in-8 en deux parties, contenant 1250 pages.   14 fr.

Cet ouvrage traite les maladies tant internes qu'externes. L'ordre suivi est l'ordre alphabétique, c'est le plus simple et le plus commode. Chaque affection est décrite ainsi qu'il suit : 1° la définition ; 2° les symptômes très-brièvement ; 3° le traitement avec de nombreux détails et toutes les formules et prescriptions spéciales.

FOY. **Manuel d'hygiène publique et privée**, ou Histoire des moyens propres à conserver la santé et à perfectionner le physique et le moral de l'homme. 1845, 1 vol. grand in-18.   2 fr.

FOY. **Choléra-morbus**. Premiers secours à donner aux cholériques avant l'arrivée du médecin. 1849, 1 vol. in-18.   75 c.

FRANCK (Joseph). **Traité de pathologie interne**, traduit du latin, par Bayle, agrégé de la Faculté de médecine de Paris. 1838-1845, 6 vol. in-8.   7 fr. 50

FUMOUZE (A.). **De la cantharide officinale** (thèse de pharmacie). 1867, in-4 de 58 pages et 5 planches.   3 fr. 50

FUMOUZE (V.). **Les spectres d'absorption du sang** (thèse de doctorat). In-4 de 141 pages et 3 pl.   4 fr. 50

GAGE (Louis-Léon). **Les animaux nuisibles à l'homme et en particulier du Pulex penetrans**. 1867, 1 vol. gr. in-8 avec planche lithographiée.   2 fr. 50

GARCIN. **Le magnétisme expliqué par lui-même**, ou Nouvelle théorie des phénomènes de l'état magnétique, comparée aux phénomènes de l'état ordinaire. 1855, 1 vol. in-8.   4 fr.

GARNIER. **Dictionnaire annuel des progrès des sciences et institutions médicales**, suite et complément de tous les dictionnaires, précédé d'une introduction par M. le docteur Amédée Latour. 1 vol. in-12 de 500 pages.

> Prix de la 1re année 1864.   5 fr.
>   — 2e année 1865.   6 fr.
>   — 3e année 1866.   6 fr.
>   — 4e année 1867.   6 fr.
>   — 5e année 1868.   6 fr.
>   — 6e année 1869.   6 fr.
>   — 7e année 1870 et 1871.   7 fr.
>   — 8e année 1872.   7 fr.

GARNIER et WAHU. Voy. Jamain et Wahu.

GAUDET. **Recherches sur l'usage et les effets hygiéniques et thérapeutiques des bains de mer.** 1844, 3e édit., 1 vol. in-8.   6 fr.

GAULTIER DE CLAUBRY. **De l'identité du typhus et de la fièvre typhoïde.** 1844, 1 vol. in-8.   1 fr. 50

GAUTHIER. **Recherches historiques sur l'exercice de la médecine dans les temples**, chez les peuples de l'antiquité. 1844, 1 vol. in-12.   1 fr. 50

GAUTHIER. **Histoire du somnambulisme connu chez tous les peuples**, sous les noms divers d'extases, songes, oracles, visions. Examen des doctrines de l'antiquité et des temps modernes, sur ses causes, ses effets, ses abus, ses avantages et l'utilité de son concours avec la médecine. 1842, 2 vol. in-8.   10 fr.

GAUTHIER (Aubin). **Revue magnétique**, journal des cures et des faits magnétiques et somnambuliques. Décembre 1844 à octobre 1846, 2 vol. in-8.   6 fr.

Les numéros de mai, juin, juillet, août et septembre 1846 n'ont jamais été publiés, et forment, dans le tome II*, une lacune des pages 241 à 432.

GAUSSAIL. **De la fièvre typhoïde**, de sa nature et de son traitement. Paris, 1839, in-8.   1 fr. 50

GAVARRET. **Des images par réflexion et par réfraction**. 1867, 1 vol. in-18 de 190 pages avec 80 figures intercalées dans le texte.   3 fr. 50

GAY-LUSSAC. **Cours de chimie professé à la Faculté des sciences.** Histoire des sels, la chimie végétale et animale. 1833, 2 vol. in-8.   3 fr. 50

GAY-LUSSAC. **Instruction sur l'essai des matières d'argent par la voie humide**; suivie des documents officiels relatifs à la rectification en France, du mode d'essai des matières d'or et d'argent, généralement suivi en Europe. 1830-1832, 2 vol. in-4 avec 48 fig.   5 fr.

GELEZ. **Histoire générale des membranes séreuses et synoviales, des bourses muqueuses, des kystes**, sous le rapport de leur structure, de leurs fonctions, de leurs affections et de leur traitement. 1845, 1 vol. in-8.   2 fr.

GELY. **Études sur le cathétérisme curviligne et sur l'emploi d'une nouvelle sonde dans le cathétérisme évacuatif.** 1862, 1 vol. in-4 avec 97 planches.   7 fr.

GENDRIN. **Histoire anatomique des inflammations.** 1826, 2 vol. in-8.   10 fr.

GENDRIN. **Traité philosophique de médecine pratique.** 1838-43, 3 vol. in-8.   10 fr.

GENDRIN. **De l'influence des âges sur les maladies.** 1840, in-8.
                                                                     1 fr.

GEOFFROY SAINT-HILAIRE. **Histoire naturelle des mammifères,** comprenant quelques vues préliminaires de l'histoire naturelle, et l'histoire des singes, des makis, des chauves-souris et de la taupe. 1834, 1 vol. in-8.   4 fr.

GEOFFROY SAINT-HILAIRE (Étienne). **Vie, travaux et doctrine scientifique**, par Isid. Geoffroy Saint-Hilaire. 1 vol. in-12.   3 fr. 50
— Le même. 1 vol. in-8.   5 fr.

GERVAIS (Paul). **Zoologie.** Reptiles vivants et fossiles. 1869, gr. in-8 avec 19 planches gravées.   7 fr.

GINTRAC (E.). **Observations et recherches sur la cyanose ou maladie bleue.** Paris, 1824, 1 vol. in-8.   4 fr.

GINTRAC (E.). **Mémoires et observations de médecine clinique et d'anatomie pathologique.** 1830, 1 vol. in-8, fig.   4 fr.

GINTRAC (E.). **Cours théorique et clinique de pathologie interne et de thérapie médicale.** 1853-1859, tomes I à IX, gr. in-8.
                                                                    63 fr.

Les tomes IV et V se vendent séparément.   14 fr.

Les tomes VI et VII (*Maladies du système nerveux*) se vendent séparément.   14 fr.

Les tomes VIII et IX (*Maladies du système nerveux*) (suite) se vendent séparément.   14 fr.

GINTRAC (E). **Maladies de l'appareil nerveux** (extrait du *Cours de pathologie interne*). 4 vol. gr. in-8.   28 fr.

GINTRAC (E.). **Recherches sur l'oblitération de la veine porte** et sur les rapports de cette lésion avec le volume du foie et la sécrétion de la bile. 1856, in-8.   1 fr. 50

GINTRAC (E.). **Revue des maladies** observées dans les salles de clinique interne de l'hôpital Saint-André de Bordeaux, pendant l'année 1823. In-8.   2 fr. 50

GINTRAC (E.). **Fragments de médecine clinique** et d'anatomie pathologique. 1841, 1 vol. in-8.   3 fr. 50

GINTRAC (Henri). **Essai sur les tumeurs solides intra-thoraciques.** 1845, in-4.   1 fr. 50

GIRAUDEAU (de Saint-Gervais). **Guide pratique pour l'étude et le traitement des maladies de la peau.** 1842, 1 vol. in-8 avec 30 fig. col. 3 fr.

GIRAUD-TEULON. **Œil schématique,** dimensions décuples. 1868, 1 tableau. 2 fr. 50

GOUBERT. **Manuel de l'art des autopsies cadavériques,** surtout dans ses applications à l'anatomie pathologique, précédé d'une lettre de M. le professeur Bouillaud. 1867, in-18 de 520 pages avec 145 fig. 6 fr.

GOUBERT et WYROUBOFF. **La science vis-à-vis de la religion.** 1 fr.

GODINE. **Éléments d'hygiène vétérinaire,** suivis de recherches sur la morve, le cornage, la pousse et la cautérisation. 1815, 1 vol. in-8. 2 fr.

GOUJON. **Étude d'un cas d'hermaphrodisme bisexuel imparfait chez l'homme.** 1872, in-8 avec 2 planches. 1 fr.

GOUPY. **Explication des tables parlantes,** des mediums, des esprits et du somnambulisme, suivie de la voyante de Prevorst. 1860, 1 vol. in-8. 6 fr.

GRÉHANT. **Manuel de physique médicale.** 1869, 1 vol. gr. in-18 de 650 pages avec 469 fig. intercalées dans le texte. 7 fr.

GRÉHANT. **Tableaux d'analyse chimique,** conduisant à la détermination de la base et de l'acide d'un sel inorganique isolé, avec les couleurs caractéristiques des précipités. 1862, in-4, cart. 3 fr. 50

GRÉHANT. **Recherches physiques sur la respiration de l'homme.** 1864, in-8 de 46 pages avec 1 planche. 1 fr. 50

GRIMAUX (Édouard). **Chimie organique élémentaire.** 1 vol. in-18 de 370 pages. 1870. 4 fr. 50

GROVE (W. R.). **Corrélation des forces physiques;** traduit de l'anglais par M. Séguin aîné. 2ᵉ édition. 1868, in-8. 7 fr. 50

GUILLOT (Natalis). **La lésion, la maladie** (thèse de concours pour la chaire de pathologie médicale). 1851, in-8. 1 fr. 50

GUINIER. **Essai de pathologie et de clinique médicales,** contenant des recherches spéciales sur la forme pernicieuse de la maladie des marais, la fièvre typhoïde, la diphthérie, la pneumonie, la thoracentèse chez les enfants, le carreau, etc. 1866, 1 fort vol. in-8. 8 fr.

GUISLAIN (J.). **Traité sur l'aliénation mentale et sur les hospices des aliénés.** Amsterdam, 1826, 2 vol. in-8 avec 12 pl. 5 fr.

HAMILTON. **Observations sur les avantages et l'emploi des purgatifs dans plusieurs maladies,** trad. de l'anglais par Lafisse. 1825, 1 vol. in 8. 1 fr. 25

HÉBERT. **Des substances alimentaires** et des moyens d'en régler le choix et l'usage, pour conserver la santé, pour favoriser la guérison des maladies de longue durée et pour tirer parti de l'influence que l'alimentation peut exercer sur le caractère, l'intelligence et les passions. 1842, 1 vol. in-8 de 313 pages. 2 fr.

HÉMENT. **Les conférences du quai Malaquais.** — Félix Hément, les *Mouvements de la mer et de l'atmosphère.* — Louis Jourdan, *Blanche de Castille.* — Ernest Morin, le *Cardinal de Retz et M. Vincent.* — Th. Sauvestre, *De l'éducation des femmes.* — Evariste Thévenin, *Histoire du théâtre en France.* — P. Vulpian, le *Budget de la famille et le budget de l'État,* 1ʳᵉ année 1864, 1 vol. in-12 de 172 pages. 1 fr. 50

HÉMEY (Lucien). **De la péritonite tuberculeuse.** 1867, in-8 de 90 pages. 2 fr.

HENRY (Ossian) père et fils. **Traité pratique d'analyse chimique des eaux minérales** potables et économiques, avec leurs principales applications à l'hygiène et à l'industrie. Considérations générales sur leur formation, leur thermalité, leur aménagement, etc. Fabrication des eaux minérales artificielles, etc. 1859, 1 vol. in-8 de 680 p. avec 131 fig. intercalées dans le texte. 12 fr.

HENRY fils (Ossian). **Essai sur l'emploi médical et hygiénique des bains.** 1855, in-4. 3 fr. 50

HENRY fils (Ossian). **Des radicaux composés** (thèse pour l'agrégation). 1860, in-8. 2 fr.

HÉRARD et CORNIL. **De la phthisie pulmonaire,** étude anatomo-pathologique et clinique. 1867, 1 vol. in-8 avec fig. dans le texte et pl. coloriées. 10 fr.

HERNANDEZ. **Essai sur le typhus,** ou sur les fièvres dites malignes, putrides, bilieuses, muqueuses, jaunes, la peste. 1816, 1 vol. in-8. 1 fr. 50

HILDENBRAND. **Manuel de clinique médicale,** ou principes de clinique interne, traduit du latin et augmenté d'une préface, de notes historiques, critiques, dogmatiques et pratiques, par Dupré. 1849, 1 vol. in-12. 3 fr. 50

HILLAIRET (J. E.). **Notice sur l'empoisonnement par l'arsenic,** sur l'emploi de l'appareil de Marsh et des autres moyens de doser ce toxique. 1847, br. in-8. 1 fr.

HOUEL. **Manuel d'anatomie pathologique générale et appliquée,** contenant le catalogue et la description des pièces déposées au musée Dupuytren. 2e édition. 1862, 1 vol. in-18 de 930 pages. 7 fr.

HOUEL. **Des plaies et des ruptures de la vessie** (concours pour l'agrégation en chirurgie). 1857, in-8. 2 fr.

HOUEL. **Mémoire sur l'encéphalocèle congénitale.** 1859, in-8. 1 fr. 25

HUFELAND. **Manuel de médecine pratique,** fruit d'une expérience de cinquante ans, suivi de considérations pratiques sur la saignée, l'opium et les vomitifs, traduit de l'allemand par le docteur Jourdan, 2e édition corrigée et augmentée d'un Mémoire sur les fièvres nerveuses. 1848, 1 vol. in-8 de 750 pages. 8 fr.

HUTIN. **Examen pratique des maladies de matrice.** 1844, 1 vol. in-8. 4 fr.

HUTIN. **Étude de la stérilité chez la femme** (clinique de Plombières). 1859, in-8. 2 fr. 50

HYERNAUX. **Traité pratique de l'art des accouchements.** 1866, avec fig., 1 vol. gr. in-8. 10 fr.

IMBERT. **Traité pratique des maladies des femmes,** par F. Imbert, ex-chirurgien en chef de la Charité de Lyon. 1840, 1 vol. in-8. 3 fr.

ISAMBERT (E.). **Études chimiques, physiologiques et cliniques** sur l'emploi thérapeutique du chlorate de potasse, spécialement dans les affections diphthéritiques (croup, angine couenneuse, etc.). 1856, 1 vol. in-8. 2 fr. 50

ISAMBERT (E.). **Parallèle des maladies générales et des maladies locales.** 1866, in-8.   3 fr.

JAMAIN. **Nouveau traité élémentaire d'anatomie descriptive et de préparations anatomiques,** par M. le docteur Jamain, chirurgien des hôpitaux. 1867, 3e édition, 1 vol. grand in-18 de 928 pages avec 223 fig. intercalées dans le texte.   12 fr.
   Avec figures coloriées.   40 fr.

JAMAIN. **Manuel de petite chirurgie** contenant les pansements, les médicaments topiques, les bandages, les appareils de fractures, etc. 1873, 5e édition, refondue. 1 vol. grand in-18 de 762 pages, avec 438 fig.   8 fr.

JAMAIN. **Manuel de pathologie et de clinique chirurgicales.** 1869, 2e édit., 2 forts vol. in-18.   15 fr.

JAMAIN. **De l'exstrophie ou extroversion de la vessie.** 1845, in-4.   1 fr. 50

JAMAIN. **De l'hématocèle du scrotum.** 1853, in-8.   2 fr. 50

JAMAIN. **Archives d'ophthalmologie,** comprenant les travaux les plus importants sur l'anatomie, la physiologie, la pathologie, la thérapeutique et l'hygiène de l'appareil de la vision. 1853–1856, 6 vol. in-8, fig.   20 fr.

JAMAIN. **Des plaies du cœur** (thèse d'agrégation). 1857, in-8.   2 fr.

JAMAIN et WAHU. **Annuaire de médecine et de chirurgie pratiques,** de 1846 à 1866, résumé des travaux pratiques les plus importants publiés en France et à l'étranger de 1845 à 1865. 21 vol. grand in-32. Chaque.   50 c.

JANET (Paul). **Le matérialisme contemporain,** examen du système du docteur Büchner. 1864, 1 vol. in-18 de la *Bibliothèque de philosophie contemporaine.*   2 fr. 50

JANET (Paul). **La crise philosophique :** MM. Taine, Renan, Littré, Vacherot. 1865, 1 vol. in-18 de la *Bibliothèque de philosophie contemporaine.*   2 fr. 50

JANET (Paul). **Le cerveau et la pensée.** 1867, 1 vol. in-18 de la *Bibliothèque de philosophie contemporaine.*   2 fr. 50

JARJAVAY. **De l'influence des efforts sur la production des maladies chirurgicales.** 1847, in-8 de 72 pages.   1 fr.

JENNER. **De la non-identité du typhus et de la fièvre typhoïde,** ou recherches sur le typhus, la fièvre typhoïde, la fièvre à rechute (*Relapsing fever*) et la fièvre simple continue (*febricula*), traduit par M. le docteur Verhaeghe, chirurgien de l'hôpital civil d'Ostende. 1852-1853, 2 vol. in-8.   7 fr.

JOBERT (De Lamballe). **Traité théorique et pratique des maladies chirurgicales du canal intestinal.** 1829, 2 vol. in-8.   3 fr.

JOLY. **La génération spontanée.** Conférence faite à Paris, le 1er mars 1865.   50 c.

JORDAN (Joseph). **Traitement des pseudarthroses par l'autoplastie périostique.** 1860, 1 vol. in-4 avec 3 pl.   3 fr. 50

JOSAT. **De la mort et de ses caractères ;** nécessité de réviser la législation des décès pour prévenir les inhumations précipitées ; ouvrage entrepris sous les auspices du gouvernement et couronné par l'Institut. 1854, 1 vol. in-8.   7 fr.

JOSAT. **Recherches historiques sur l'épilepsie.** 1856, in-8. 2 fr.

Journal de l'anatomie et de la physiologie normales et pathologiques, etc., dirigé par M. le professeur Ch. Robin. Voy. page 34.

JULIA DE FONTENELLE. **Recherches médico-légales sur l'incertitude des signes de la mort**, les dangers d'inhumations précipitées, les moyens de constater les décès et de rappeler à la vie ceux qui sont en état de mort apparente. 1834, 1 vol. in-8.   2 fr.

LABORDE. **Les hommes et les actes de l'insurrection de Paris, devant la psychologie morbide.** 1871, 1 vol. in-18 de 150 pages.   2 fr. 50

LABORDE. **De la malignité dans les maladies.** 1872, in-8 (thèse d'agrégation).   2 fr. 50

LACROIX (E.). **Antéversion et rétroversion de l'utérus.** 1844, in-8.   1 fr. 50

LAFONT-GOUZI. **Traité du magnétisme animal,** considéré sous les rapports de l'hygiène, de la médecine légale et de la thérapeutique. 1839, in-8, br.   3 fr.

LAFONTAINE. **L'art de magnétiser,** ou le magnétisme animal considéré sous les points de vue théorique, pratique et thérapeutique. 1860, 3ᵉ édit. 1 vol. in-8, avec fig.   5 fr.

LAFONTAINE. **Mémoire d'un magnétiseur.** 1866, 2 vol. in-18.   7 fr.

Avec le portrait de l'auteur.   8 fr.

LAHILONNE. **Essai de critique médicale,** Pau et ses environs au point de vue des affections paludéennes. 1867, gr. in-8.   2 fr.

LAHILONNE. **Étude de météorologie médicale au point de vue des voies respiratoires.** 1869.   2 fr. 50

LALA. **Quelques considérations sur les affections appartenant ou se rattachant à la famille des cancers.** 1861, broch. in-8.   1 fr. 50

LANDAU. **Théorie et traitement de la glycosurie.** 1864, in-8.   1 fr. 50

LANOIX. **Étude sur la vaccination animale.** 1866, in-8 de 56 pages.   2 fr.

LARTIGUE. **De l'angine de poitrine** (couronné par la Société de médecine de Bordeaux). 1846, 1 vol. in-12.   1 fr.

LATERRADE. **Code expliqué des pharmaciens,** ou commentaires sur les lois et la jurisprudence en matière pharmaceutique. 1834, 1 vol. in-18.   1 fr. 50

LAUGEL (Auguste). **Les problèmes de la nature.** 1864, 1 vol. in-18 de la *Bibliothèque de philosophie contemporaine.*   2 fr. 50

LAUGEL (Auguste). **Les problèmes de la vie.** 1867, 1 vol. in-18 de la *Bibliothèque de philosophie contemporaine.*   2 fr. 50

LAUGEL (Auguste). **Les problèmes de l'âme.** 1868, 1 vol. in-8 de la *Bibliothèque d'histoire contemporaine.*   2 fr. 50

LAUGEL. **Les Problèmes.** 1 vol. in-8 de la *Bibliothèque de philosophie.* 1873.   7 fr. 50

LAUGEL (Auguste). **Les États-Unis pendant la guerre** (1861-1865). Souvenirs personnels, 1 vol. in-18 faisant partie de la *Bibliothèque de philosophie contemporaine.*   3 fr. 50

LAUGEL (Auguste). **La voix, l'oreille et la musique.** 1 vol. in-18 de la *Bibliothèque d'histoire contemporaine.*   2 fr. 50

LAVORT. **Précis de pathologie générale,** de nosologie et de méthode d'observation. 1846, 1 vol. in-18.   2 fr.

LEFÈVRE. De l'asthme. Recherches sur la nature, les causes et le traitement de cette maladie 1847, in-8.   1 fr. 50

LE FORT. La chirurgie militaire et les Sociétés de secours en France et à l'étranger par Léon Le Fort, professeur à la Faculté de médecine de Paris. 1872, 1 vol. in-8 avec gravures.   10 fr.

LE GENDRE. Développement et structure du système glandulaire (concours d'agrégation). 1856, in-8, fig.   2 fr.

LEGENDRE. De la valeur comparée des différentes méthodes de traitement des fractures (concours d'agrégation). 1857, in-8.   1 fr. 50

LEGOUAS. Nouveaux principes de chirurgie, ou éléments de zoonomie, d'anatomie et de physiologie, d'hygiène, de pathologie générale, de pathologie chirurgicale, de matière médicale et de médecine opératoire. 6ᵉ édit.   2 fr.

LEGRAND. De l'analogie et des différences entre les tubercules et les scrofules. 1849, 1 vol. in-8.   5 fr.

LEGRAND. De l'action des préparations d'or sur notre économie et plus spécialement sur les organes de la digestion et de la nutrition. 1849, in-8.   2 fr.

LEMAIRE (Jules). **Du coaltar saponiné,** désinfectant énergique, arrêtant les fermentations. De ses applications à l'hygiène, à la thérapeutique à l'histoire naturelle. 1860, in-8.   2 fr.

LEMAIRE (Jules). **De l'acide phénique,** de son action sur les végétaux, les animaux, les ferments, les venins, les virus, les miasmes, et de ses applications à l'industrie, à l'hygiène, aux sciences anatomique et thérapeutique. 1865. 2ᵉ édition, 1 vol. gr. in-18.   6 fr.

LEMOINE (Albert). **Le vitalisme et l'animisme de Stahl.** 1864. 1 vol. in-18 de la *Bibliothèque de la philosophie contemporaine.*   2 fr. 50

LEMOINE (Albert), **De la physionomie et de la parole.** 1865, 1 vol. in-18 de la *Bibliothèque de philosophie contemporaine.*   2 fr. 50

LEPELLETIER (de la Sarthe). **Traité complet sur la maladie scrofuleuse** et les différentes variétés qu'elle peut offrir. 1830, 1 vol. in-8.   4 fr.

LEPELLETIER (de la Sarthe). **De l'emploi du tartre stibié à haute dose** dans le traitement des maladies en général, dans celui de la pneumonie et du rhumatisme en particulier. 1835, 1 vol. in-8. 2 fr.

LEPELLETIER (de la Sarthe). **Traité de l'érysipèle** et des différentes variétés qu'il peut offrir. 1836, 1 vol. in-8.   2 fr. 50

LEPORT. Guide pratique pour bien exécuter, bien réussir et mener à bonne fin l'opération de la cataracte par extraction supérieure. 1860, 1 vol. in-12.   3 fr.

LÉVI (Eliphas). Voy. ELIPHAS LÉVI.

LEYDIG. Traité d'histologie comparée de l'homme et des animaux, traduit de l'allemand par M. le docteur Lahilonne. 1 fort vol. in-8 avec 200 fig. dans le texte. 1866.   15 fr.

LHÉRITIER. Des paralysies et de leur traitement par les eaux thermo-minérales de Plombières. 1853, 1 vol. in-8.   5 fr.

LHÉRITIER. Du rhumatisme et de son traitement par les eaux thermo-minérales de Plombières. 1854, 1 vol. in-8.   5 fr.

LHÉRITIER ET HENRY. **Hydrologie de Plombières.** 1855, 1 vol. in-8.   3 fr. 50

LIEBIG. Le développement des idées dans les sciences naturelles, études philocopiques. 1867, in-8 de 42 pages. 1 fr. 25

LIEBREICH (Oscar). L'hydrate de chloral, traduit de l'allemand sur la 2ᵉ édition par Is. Levaillant. 1870, in-8 de 70 pages. 2 fr. 50

LIEBREICH (Richard). Atlas d'ophthalmoscopie représentant l'état normal et les modifications pathologiques du fond de l'œil, visibles à l'ophthalmoscope, composé de 12 planches contenant 57 figures tirées en chromolithographie, accompagnées d'un texte explicatif et dessinées d'après nature par le docteur Liebreich (de Berlin). 1870, 2ᵉ édition, 1 vol. in-folio. 30 fr.
Texte italien de cet atlas. 3 fr. 50

LIEBREICH (Richard). Nouveau procédé d'extraction de la cataracte. 1872, in-8 de 16 pages. 75 c.

LIOUVILLE (H.). De la généralisation des anévrysmes miliaires. Paris, 1871. 1 vol. in-8 de 230 pages et 3 planches comprenant 19 fig. 6 fr.

LISFRANC. Des diverses méthodes et des différents procédés pour l'oblitération des artères dans le traitement des anévrysmes. 1834, 1 vol. in-8. 3 fr. 50

LISFRANC. Maladies de l'utérus d'après les leçons cliniques faites à l'hôpital de la Pitié, par le docteur Pauly. 1836, 1 vol. in-8. 3 fr.

LŒWENBERG. La lame spirale du limaçon de l'oreille de l'homme et des mammifères. 1867, 1 vol. in-8. 2 fr.

LONGET. Traité de physiologie. 1873, 3ᵉ édition, 2ᵉ tirage, 3 forts vol. gr. in-8. 36 fr.

LORAIN. L'assistance publique. 1871, in-8. 1 fr.

LORAIN. Jenner et la vaccine. 1870, in-8. 1 fr. 25

LOUBERT (l'abbé J. B.). Le magnétisme et le somnambulisme devant les corps savants, la cour de Rome et les théologiens. 1844, 1 vol. in-8. 7 fr.

LUBANSKI. Guide du poitrinaire et de celui qui ne veut pas le devenir. 1861, 1 vol. in-18. 2 fr.

LUBBOCK. L'homme avant l'histoire, étudié d'après les monuments et les costumes retrouvés dans les différents pays de l'Europe, suivi d'une description comparée des mœurs des sauvages modernes, traduit de l'anglais par M. Ed. Barbier, avec 156 figures intercalées dans le texte. 1867, 1 beau vol. in-8.
Prix : broché. 15 fr.
— relié. 18 fr.

LUBBOCK. Les origines de la civilisation, état primitif de l'homme et mœurs des sauvages modernes, traduit de l'anglais sur la seconde édition. 1 beau vol. in-8 :
Prix : broché. 15 fr.
— relié. 18 fr.

MACARIO. Traitement moral de la folie. 1843, in-4. 1 fr. 50

MACARIO. Du sommeil, des rêves et du somnambulisme dans l'état de santé et de maladie, précédé d'une lettre de M. le docteur Cerise. 1857, 1 vol. in-8. 5 fr.

MACARIO. Des paralysies dynamiques ou nerveuses. 1859, in-8. 2 fr. 50

MACARIO. Leçons sur l'hydrothérapie, professées à l'École pratique de médecine de Paris. 1872, 3ᵉ édit. 1 vol. in-18. 2 fr. 50

MACARIO. De l'influence médicatrice du climat de Nice, ou Guide des malades dans cette ville. 1862, 2ᵉ édit., 1 vol. in-18. 2 fr.

MACARIO. **Du rhumatisme et de la diathèse rhumatismale.** 1867, in-8 de 192 pages. 3 fr.

MACARIO. **Entretiens populaires sur la formation des mondes et les lois qui les régissent.** 1869, 1 vol. in-18. 2 fr. 25

MAGDELAIN. **Des kystes séreux et acéphalocystiques de la rate.** 1868, in-8. 2 fr.

MAGENDIE. **Formulaire pour la préparation et l'emploi de plusieurs nouveaux médicaments.** 1836, 9ᵉ édit. 1 vol. in-12. 2 fr.

MAHEUX. **Traité de la stérilité** chez la femme considérée particulièrement sous le rapport de ses causes et de son traitement. 1864, 1 vol. in-18. 2 fr. 50

MAHEUX. **Conseils aux femmes sur leurs maladies** et les soins particuliers que réclame leur santé. 1871, 1 vol. in-18 avec figures. 3 fr. 50

MAISONABE. **Orthopédie clinique sur les difformités dans l'espèce humaine,** accompagnée de mémoires. 1834, 2 vol. in-8 avec fig. 3 fr. 50

MALGAIGNE. **Médecine opératoire.** 8ᵉ édit. Avec un grand nombre de gravures dans le texte. (*Sous presse.*)

MANDON. **Histoire critique de la folie instantanée,** temporaire, instinctive, ou étude philosophique, physiologique et légale des rapports de la volonté avec l'intelligence pour apprécier la responsabilité des fous instinctifs, des suicides et des criminels. 3 fr. 50

MANDON. **De la fièvre typhoïde,** nouvelles considérations historiques, philosophiques et pratiques sur sa nature, ses causes et son traitement. 1864, 1 vol. in-8 de 412 pages. 6 fr.

MANDON. **Van Helmont,** sa biographie, histoire critique de ses œuvres. 1868, in-4. 6 fr.

MANUEL. **Essai sur l'organisation du service médical en France.** 1861, 1 vol. in-8. 6 fr.

MARCHESSAUX. **Manuel d'anatomie générale,** histologie et organogénie de l'homme. 1844, 1 vol. gr. in-18. 2 fr.

MAREY. **Du mouvement dans les fonctions de la vie,** cours professé au Collége de France pendant l'année 1867. 1 vol. in-8 avec 144 fig. dans le texte. 10 fr.

MAREY. **La machine animale.** 1 vol. in-8 de la *Bibliothèque scientifique internationale,* cartonné avec luxe. 6 fr.

MARTIN SAINT ANGE. **Circulation du sang chez le fœtus de l'homme.** 1837, 2ᵉ édit. augmentée, 1837, in-4 avec 15 figures coloriées. 1 fr. 50

MARTINET. **Manuel de clinique médicale,** contenant la manière d'observer en médecine. 1837, 3ᵉ édit., 1 vol. in-18. 2 fr.

MARX (Edmond). **De la fièvre typhoïde.** 1864, in-8 de 86 pages. 3 fr.

MAUNOURY ET SALAMON. **Manuel de l'art des accouchements,** précédé d'une description abrégée des fonctions et des organes du corps humain, et suivi d'un exposé sommaire des opérations de petite chirurgie les plus usitées, à l'usage des élèves sages-femmes qui suivent les cours départementaux. 3ᵉ édit. (*Sous presse.*)

La médecine à l'Exposition universelle de 1867. Guide-catalogue contenant la description des instruments de physique et de chirurgie, les plans d'hôpitaux modèles et d'asiles d'aliénés, et le détail de tous les objets exposés par la Société internationale des secours aux blessés militaires des armées de terre et de mer. Ouvrage publié par la Société médicale allemande de Paris. 1 vol. in-18.   1 fr. 50

MELLEZ. **Esquisse d'une genèse de la terre et de l'homme,** recueillie dans les papiers du docteur Mellez et publiée par V. Poirel. 1871, 1 vol. in-8.   5 fr.

MENIÈRE. **De la guérison de la surdi-mutité et de l'éducation des sourds-muets.** 1855, 1 vol. in-8.   2 fr.

MENIÈRE. **Cicéron médecin,** étude médico-littéraire. 1862, 1 vol. in-18.   4 fr. 50

MENIÈRE. **Les consultations de madame de Sévigné.** Étude médico-littéraire. 1864, 1 vol. in-8.   3 fr.

MENIÈRE. **Les moyens thérapeutiques employés dans les maladies de l'oreille.** Thèse, 1868, gr. in-8.   2 fr.

MÉRAT. **Nouvelle flore des environs de Paris,** suivant la méthode naturelle avec l'indication des vertus des plantes usitées en médecine. 1836, 4ᵉ édit., 2 vol. in-18.   4 fr.

MESMER. **Mémoires et aphorismes,** suivis des procédés de d'Eslon. Nouvelle édition avec des notes par J. J. A. Ricard. 1846, in-18.
2 fr. 50

MESTRE. **Essai sur l'éléphantiasis des Arabes,** observé en Algérie. 1864, in-8 de 104 pages avec 5 pl. lithographiées.   3 fr. 50

MEUNIER (Stanislas). **Lithologie terrestre et comparée** (roches, météorites). 1 vol. in-8 de la *Bibliothèque des sciences naturelles.* 1870, 108 pages.   4 fr. 50

MEUNIER (Stanislas). **Recherches chimiques sur les oxydes métalliques.** 1867, gr. in-8.   2 fr.

MEUNIER (Victor). **Science et démocratie.** 1865-1866, 2 vol. in-18 de la *Bibliothèque d'histoire contemporaine.*   7 fr.

MEUNIER (Victor). **La science et les savants.** 1864 à 1867, 5 vol. gr. in-18, chacun séparément.   3 fr. 50

MICHON. **Des tumeurs synoviales de la partie inférieure de l'avant-bras,** de la face palmaire, du poignet et de la main. 1851, 1 vol. in-8, 13 fig.   2 fr.

MIQUEL. **Lettres médicales d'un vétéran de l'école de Bretonneau à M. le professeur Trousseau,** pour mettre un terme à des erreurs relatives aux maladies éruptives et à la spécificité. 1867, 1 vol. in-8 de 440 pages.   7 fr.

MIRAULT. **Traité pratique de l'œil artificiel.** 1818, 1 vol. in-8 avec 23 fig.   1 fr.

MOLÉON (de). **Rapports sur les travaux du conseil de salubrité** de la ville de Paris, de 1812 à 1840. 2 vol. in-8.   5 fr.

MOLESCHOTT (J.). **La circulation de la vie,** lettres sur la physiologie en réponse aux Lettres sur la chimie de Liebig, traduit de l'allemand par M. le docteur Cazelles. 1865, 2 vol. in-18 de la *Bibliothèque de philosophie contemporaine.*   5 fr.

MORDRET (Ambr.). **État actuel de la vaccine considérée au point de vue pratique et théorique,** et dans ses rapports avec les maladies et la longévité (couronné par l'Académie de médecine de Madrid). 1854, in-8 de 160 pages.   2 fr.

MOREAU (Alexis). **Des grossesses extra-utérines.** 1853, 1 vol. in-8.   2 fr. 50

MOREAU. **Manuel des sages-femmes,** contenant la saignée, l'application des ventouses, la vaccination, la description et l'usage des instruments relatifs aux accouchements, avec des notes sur plusieurs parties des accouchements (pour servir de complément aux principes d'accouchements de Baudelocque). 1839, 1 vol. in-12, avec figures.   1 fr.

MOREAU (de Tours). **Traité pratique de la folie névropathique.** 1869, 1 vol. in-18.   3 fr. 50

MOREL. **Traité des champignons** au point de vue botanique, alimentaire et toxicologique, orné de plus de 100 gr. 1865, 1 vol. in-18 de 300 pages. Fig. noires.   4 fr.

MOREL-LAVALLÉE. **De la luxation de l'épaule en haut.** 1858, in-8.   1 fr. 50

MOREL-LAVALLÉE. **Appareil en gutta-percha pour la fracture des mâchoires** et pour leur section et leur réaction. 1862, broch. in-8 de 40 pages, avec fig.   1 fr. 50

MOREL-LAVALLÉE. **Sur la valeur relative des méthodes de traitement du rétrécissement de l'urèthre.** Thèse de concours. 1857, in-4.   3 fr.

MOREL-LAVALLÉE. **Sur l'ostéite** et ses suites. Thèse de concours, 1847, in-8.   2 fr. 50

MOREL-LAVALLÉE. **Des rétractions accidentelles des membres.** 1845, in-8.   2 fr.

MOREL-LAVALLÉE. **Remarques pratiques sur une série d'amauroses guéries par un traitement très-simple.** In-8.   1 fr. 25

MOREL-LAVALLÉE. **Moyen nouveau et très-simple de prévenir la roideur et l'ankylose dans les fractures,** bandage articulé. 1860, in-8.   1 fr. 25

MOREL-LAVALLÉE. **De la coxalgie sur le fœtus** et de son rôle dans la luxation congénitale du fémur. 1861, in-8.   1 fr. 25

MOREL-LAVALLÉE. **Cystite cantharidienne.** 1856, in-8.   2 fr.

MOREL-LAVALLÉE. **Épanchements traumatiques de sérosité.** 1850, in-8.   2 fr.

MOREL-LAVALLÉE. **Sur les corps étrangers articulaires.** Thèse de concours, 1853.   3 fr.

MOREL-LAVALLÉE. **Des luxations compliquées.** Thèse de concours, 1851, in-8.   3 fr.

MOREL-LAVALLÉE. **Des décollements traumatiques de la peau** et des couches sous-jacentes. 1863, broch. in-8 de 80 pages.   2 fr.

MORIN. **Du magnétisme et des sciences occultes.** 1860, 1 vol. in-8.   6 fr.

MORIN. **Magnétisme.** M. Lafontaine et les sourds-muets, br. in-8.   75 c.

MOUGEOT (de l'Aube). **Itinéraire d'un ubiétiste à travers les sciences et la religion.** 1re partie, *Les sciences.* 1 vol. in-18, de 458 pages, 1870.   3 fr. 50

MUNARET. **Le médecin des villes et des campagnes.** 1862, 3ᵉ édit., 1 vol. gr. in-18.   4 fr. 50

MUNARET. **Iconautographie de Jenner.** 1860, 1 vol. in-8. 2 fr. 50

NÉLATON. **De l'influence de la position dans les maladies chirurgicales** (concours de clinique chirurgicale). 1854, in-8.   2 fr.

NÉLATON. **Éléments de pathologie chirurgicale,** par M. A. Nélaton, membre de l'Institut, professeur de clinique à la Faculté de médecine, chirurgien de l'Empereur, etc.

Seconde édition complétement remaniée.

Tome premier, rédigé par M. le docteur Jamain, chirurgien des hôpitaux. 1 fort vol. gr. in-8.   9 fr.

Tome second, rédigé par le docteur Péan, chirurgien des hôpitaux. 1 fort vol. gr. in-8, avec 288 fig. dans le texte.   13 fr.

Tome troisième (1ʳᵉ partie), rédigé par M. le docteur Péan, 1 vol. gr. in-8, avec figures.   7 fr.

Les vol. suivants de la 1ʳᵉ édition sont encore en vente :

     Tome II.   8 fr.
     Tome III.   6 fr.
     Tome IV.   6 fr.
     Tome V.   9 fr.

NETTER. **Des cabinets ténébreux,** dans le traitement de l'héméralopie. 1862, br. in-8 de 60 pages.   2 fr.

NETTER. **Lettres sur la contagion.** Br. in-8 de 40 pages. 1 fr. 50

NICAISE. **Des lésions de l'intestin dans les hernies.** 1866, in-8 120 pages.   3 fr.

NICOD. **Traité sur les polypes** et autres carnosités du canal de l'urèthre et de la vessie, avec les meilleurs moyens de les détruire sans danger. 1835, 1 vol. in-8.   2 fr.

NIEMEYER. **Éléments de pathologie interne et de thérapeutique,** traduits de l'allemand, annotés par M. Cornil. 1873, 3ᵉ édition française, augmentée de notes nouvelles d'après la huitième édition allemande, 2 vol. in-8.   14 fr.

ODIER et BLACHE. **Quelques considérations sur les causes de la mortalité des nouveau-nés** et sur les moyens d'y remédier. 1867, gr. in-8 de 30 pages et XI tableaux.   1 fr. 50

ODIER. **Recherches sur la loi d'accroissement des nouveau-nés,** constaté par le système des pesées régulières et sur les conditions d'un bon allaitement. 1868, 1 broch. gr. in-8 de 56 pages et 7 planches.   1 fr. 50

OLIVIER (Joseph). **Traité du magnétisme animal,** suivi des paroles d'une somnambule et d'un recueil de traitements magnétiques. 1854, 1 vol. in-8.   6 fr.

OLLIVIER (Clément). **Histoire physique et morale de la femme.** 1857, 1 vol. in-8.   5 fr.

OLLIVIER (Clément). **Influence des affections organiques sur la raison** ou pathologie morale. 1867, in-8 de 244 pages.   4 fr.

OLLIVIER (d'Angers). **Traité des maladies de la moelle épinière,** contenant l'histoire anatomique, physiologique, de ce centre nerveux chez l'homme. 1837, 3ᵉ édition, 2 vol. in-8 avec 27 fig.   3 fr. 50

ONIMUS ET LEGROS. **Traité d'électricité médicale**, recherches physiologiques et cliniques. Paris, 1872, 1 vol. in-8 de 802 pages avec 141 fig. intercalées dans le texte.   12 fr.

ONIMUS. **De la théorie dynamique de la chaleur** dans les sciences biologiques. 1866, in-8.   3 fr.

ONIMUS ET VIRY. **Étude critique des tracés** obtenus avec le cardiographe et le sphygmographe. 1866, in-8 de 75 pages.   2 fr.

ONIMUS ET VIRY. **Études critiques et expérimentales** sur l'occlusion des orifices auriculo-ventriculaires. 1865, in-18 de 60 pages.   1 fr. 25

OURGAUD. **Précis sur les eaux thermo-minérales à base de chaux**, de soude et de magnésie d'Ussat-les-Bains (Ariége), et rapport sur la saison thermale de 1859, avec plans et notes historiques. 1859, 1 vol. in-8.   2 fr.

PADIOLEAU (de Nantes). **De la médecine morale** dans le traitement des maladies nerveuses. (Ouvrage couronné par l'Académie de médecine en 1864). 1 vol. in-8 de 256 pages.   4 fr. 50

PALLAS (Ém.). **De l'influence de l'électricité atmosphérique et terrestre sur l'organisme**, et de l'effet de l'isolement électrique considéré comme moyen curatif et préservatif d'un grand nombre de maladies. 1847, 1 vol. in-8.   3 fr. 50

PAQUET (A.). **Études sur les tumeurs blanches.** 1867, in-8 de 70 pages.   1 fr. 50

PAQUET (F.). **La gutta-percha ferrée** appliquée à la chirurgie sur les champs de bataille et dans les hôpitaux. 1867, in-8.   1 fr. 50

PARCHAPPE. **Recherches sur l'encéphale**, sa structure, ses fonctions et ses maladies. Premier mémoire, volume de la tête et de l'encéphale chez l'homme. Deuxième mémoire, altérations de l'encéphale dans l'aliénation mentale. 1836-38, 2 vol. in-4.   2 fr.

PAULY. **Maladies de l'utérus**, d'après les leçons cliniques de M. Lisfranc, faites à l'hôpital de la Pitié. 1836, 1 vol. in-8.   3 fr.

PÉAN. **Ovariotomie et splénotomie.** 1869, gr. in-8.   3 fr. 50

PÉAN. **Splénotomie**, observation d'ablation complète de la rate pratiquée avec succès; considérations pathologiques, chirurgicales et physiologiques, suivies d'un historique de la splénotomie fait par M. Magdelain, interne des hôpitaux de Paris.   1 fr.

PELLETAN. **Traité élémentaire de physique générale et médicale**, par P. Pelletan, professeur de physique à la Faculté de médecine de Paris. 3e édit. 1838, 2 vol. in-8 avec fig.   5 fr.

PELLETAN. **Clinique chirurgicale**, ou mémoires et observations de chirurgie clinique et sur d'autres objets relatifs à l'art de guérir. 1810. 3 vol. in-8, fig.   5 fr.

PERCY. **Manuel du chirurgien d'armée**, ou instruction de chirurgie militaire sur le traitement des plaies d'armes à feu, avec la méthode d'extraire de ces plaies les corps étrangers. 1830, in-12, fig.   1 fr.

PERSON. **Éléments de physique**, par le docteur Person, agrégé de l'Université, professeur de physique à la Faculté des sciences de Besançon, etc. 1836-1841, 2 vol. in-8 de 1210 pages avec atlas in-4 de 675 fig.   5 fr.

PÉTÉTIN. **Électricité animale**, prouvée par la découverte des phénomènes physiques et moraux de la catalepsie hystérique et de ses variétés, et par les bons effets de l'électricité artificielle dans le traitement de ces maladies. 1808, 1 vol. in-8.   6 fr.

PHILLIPS. **Traité des maladies des voies urinaires.** 1860, 1 fort vol. in-8 avec 97 fig. intercalées dans le texte.   10 fr.

PHILIPS (J. P.). **Influence réciproque de la pensée**, de la sensation et des mouvements végétatifs. (Mémoire lu à la Société psychologique, suivi d'un rapport fait à la Société, par M. le docteur Buchez). 1862, in-8.   1 fr.

PHILIPS (J. P.). **Cours théorique et pratique de braidisme**, ou Hypnotisme nerveux, considéré dans ses rapports avec la psychologie, la physiologie et la pathologie, et dans ses applications à la médecine, à la chirurgie, à la physiologie expérimentale, à la médecine légale et à l'éducation. 1860, 1 vol. in-8.   3 fr. 50

PICOT. **De l'état de la science dans la question des maladies infectieuses.** 1872, in.-8.   2 fr.

PICOT. **Recherches expérimentales sur l'inflammation suppurative** et le passage des leucocytes à travers les parois vasculaires. In-8 de 40 pages, avec 4 planches.   2 fr.

PICOT. **Projet de réorganisation de l'instruction publique en France.** 1871, in-8 de 120 pages.   2 fr.

PIGEAIRE. **Puissance de l'électricité animale**, ou du magnétisme vital et de ses rapports avec la physique, la physiologie et la médecine. 1839, 1 vol. in-8.   3 fr. 50

PIGNÉ. **Annales de l'anatomie et de la physiologie pathologiques.** 1846, 1 vol. gr. in-8 de 290 pages, avec 55 fig. représentant des pièces d'anatomie du musée pathologique Dupuytren.   3 fr. 50

PINEL (Scipion). **Traité de pathologie cérébrale**, ou des maladies du cerveau. 1844, 1 vol. in-8.   3 fr.

POINTE. **Hygiène des colléges** (autorisée par le conseil de l'Université). 1846, 1 vol. in-18.   4 fr. 50

POINTE. **Loisirs médicaux et littéraires**; recueils d'éloges historiques, de relations médicales de voyages, d'annotations diverses, etc., documents pour servir à l'histoire de Lyon. 1844, 1 vol. in-8.   2 fr.

PUYSÉGUR. **Mémoires pour servir à l'histoire et à l'établissement du magnétisme animal.** 1820, 3e édit., 1 vol. in-8. 6 fr.

PUYSÉGUR. **Du magnétisme animal** considéré dans ses rapports avec les diverses branches de la physique générale. 1820, 1 vol. in-8.
                                                                   6 fr.

Rapport confidentiel sur le magnétisme animal et sur la conduite récente de l'Académie royale de médecine, adressé à la congrégation de l'Index, et traduit de l'italien du R. P. Scorbadie. 1839, in-8.   2 fr.

QUEVENNE ET BOUCHARDAT. **Du lait.** 1er fascicule : Instruction sur l'essai et l'analyse du lait (chimie légale); 2e fascicule : Du lait en général; des laits de femme, d'ânesse, de chèvre, de brebis, de vache en particulier. 1856, in-8.   6 fr.

        — On vend séparément l'instruction pour l'essai et l'analyse du lait. 1856, in-8.   1 fr. 25

RABUTEAU. **Étude expérimentale sur les effets physiologiques des fluorures et des composés métalliques en général.** 1867, in-8. 2 fr. 50

RABUTEAU. **Des phénomènes physiques de la vision.** 1869, in-4. 2 fr. 50

RANVIER. **Recherches expérimentales** au sujet de l'action du phosphore sur les tissus vivants, considérations sur la pathogénie des transformations graisseuses. Gr. in-8. 1 fr.

RANVIER ET CORNIL. Voy. CORNIL et RANVIER.

RANVIER ET CORNIL. **Contributions à l'étude du développement histologique des tumeurs épithéliales** (cancroïdes). In-8 de 16 pages. 50 c.

RÉCAMIER. **Recherches sur le traitement du cancer** par la compression méthodique simple et combinée, et sur l'histoire générale de la même maladie ; suivies de notes : 1º sur les forces et la dynamétrie vitales ; 2º sur l'inflammation et l'état fébrile. 1829, 2 vol. in-8, avec 20 fig. 3 fr.

REMAK. **Application du courant constant au traitement des névroses,** leçons faites à l'hôpital de la Charité. 1865, in-8 de 41 pages. 1 fr. 50

REMY. **Essai d'une nouvelle classification de la famille des Graminées.** Première partie, les *genres*. 1861, 1 vol. in-8. 8 fr.

RENAULT DU MOTEY. **Mémoire sur les fractures des os du métacarpe.** 1854, in-4. 1 fr.

REQUIN. **Éléments de pathologie médicale.** 1845-1863, in-8, vol. I à III. 22 fr.
Le tome III se vend séparément. 6 fr.
Ces *éléments* formant la partie *médicale* de l'ouvrage de pathologie entrepris par MM. Requin et Nélaton
L'auteur aborde d'abord la pathologie générale, puis la pathologie spéciale, qu'il divise en nosographie organique et nosographie étiologique.
En tête de chaque chapitre se trouve une bibliographie médicale, contenant le nom et une courte analyse des opinions des auteurs qui ont écrit sur le même sujet. Viennent ensuite la synonymie, l'historique, la symptomatologie, les caractères anatomiques, l'étiologie, le diagnostic et la thérapeutique de chaque maladie.

REQUIN. **Généralité de la physiologie;** plan et méthode à suivre dans l'enseignement de cette science. 1831, in-4. 75 c.

REQUIN. **Des prodromes dans les maladies.** 1840, in-8. 1 fr. 50

REQUIN. **Des purgatifs** et de leurs principales applications (thèse pour le concours de matière médicale). 1839, in-8. 1 fr.

REQUIN. **De la spécificité dans les maladies** (thèse pour la chaire de pathologie médicale). 1851, in-8. 1 fr.

REY. **Dégénération de l'espèce humaine** et sa régénération. 1863, 1 vol. in-8 de 226 pages. 3 fr.

RIBES (de Montpellier). **De l'anatomie pathologique,** considérée dans ses rapports avec la science des maladies. 1834, 2 vol. in-8. 5 fr.

RICARD. **Physiologie et hygiène du magnétiseur,** régime diététique du magnétisé. Mémoires et aphorismes de Mesmer. 1844, in-18. 3 fr. 50

RICHARD (Adolphe). **Pratique journalière de la chirurgie.** 1868, 1 beau vol. gr. in-8, avec 915 fig. originales. 15 fr.

RIGAUD. **De l'anaplastie des lèvres,** des joues et des paupières. 1841, 1 vol. in-8. 1 fr.

RIVIÈRE. **Éléments de géologie pure et appliquée,** ou résumé d'un cours de géologie industrielle et comparative. 1839, 1 vol. in-8, 230 fig.   3 fr. 50

ROBERT (A.). **Des anévrysmes de la région sus-claviculaire.** 1842, in-8, 1 pl.   1 fr. 50

ROBERT. **Conférences de clinique chirurgicale** faites à l'Hôtel-Dieu de Paris pendant l'année 1858-1859, par M. A. C. Robert, chirurgien de l'Hôtel-Dieu, membre de l'Académie de médecine, etc., recueillies et publiées sous sa direction par le docteur A. Doumic. 1 vol. in-8 de 550 pages avec 4 planches.   4 fr. 50

ROBERT (A.). **Mémoire sur la nature de l'écoulement aqueux** très-abondant qui accompagne certaines fractures de la base du crâne. 1846, in-8.   75 c.

ROBERT (A.). **Des affections granuleuses,** ulcéreuses et carcinomateuses du col de l'utérus. 1848, 1 vol. in-8, avec 6 figures coloriées.   1 fr. 50

ROBERT (A.). **Des amputations particles et de la désarticulation du pied** (concours de médecine opératoire). 1850, in-8, 209 pag.   1 fr. 50

ROBERT (A.). **Des vices congénitaux de conformation des articulations** (concours de clinique chirurgicale). 1851, 1 vol. in-8 avec 2 fig.   1 fr. 50

ROBERT (A.). **Considérations pratiques sur les varices artérielles du cuir chevelu.** 1851, in-8.   75 c.

ROBIN (Ch.) ET BÉRAUD. **Éléments de physiologie de l'homme et des principaux vertébrés.** 1856-57, 2 vol. gr. in-18.   12 fr.

ROBIN (Ch.). **Des éléments anatomiques et des épithéliums.** Anatomie et physiologie comparées. 1868, gr. in-8 à 2 colonnes.   4 fr. 50

ROBIN (Ch.) **Des tissus et des sécrétions,** anatomie et physiologie comparées. 1869, gr. in-18 à 2 colonnes.   4 fr. 50

ROBIN (Ch.). **Journal de l'anatomie et de la physiologie** normales et pathologiques de l'homme et des animaux, dirigé par M. le professeur Ch. Robin (de l'Institut), paraissant tous les deux mois par livraison de 7 feuilles grand in-8 avec planches.
  Prix de l'abonnement, pour la France.   20 fr.
   —   pour l'étranger.   24 fr.
Il y a huit années de parues.

ROUSSEL (Théophile). **De la pellagre,** de son origine, de ses progrès, de son existence en France, de ses causes et de son traitement. 1845, 1 vol. in-8.   1 fr.

RUFZ. **Enquête sur le serpent de la Martinique** (vipère, fer-de-lance, Botbrops lancéolé). 1860. 2ᵉ édition. 1 vol. in-8. fig.   5 fr.

SAIGEY. **La physique moderne.** 1868, 1 vol. in-18 de la *Bibliothèque de philosophie contemporaine.*   2 fr. 50

SAIGEY. **Les sciences au XVIIIᵉ siècle.** La physique de Voltaire. 1873, 1 vol. in-8 de la *Bibliothèque de philosophie contemporaine.*   5 fr.

SAISSET (Émile). **L'âme et la vie,** suivi d'une étude sur l'esthétique française. 1864, 1 vol. in-18 de la *Bibliothèque de philosophie contemporaine.*   2 fr. 50

SAISSET (Émile). **Critique et histoire de la philosophie** (fragments et discours). 1864, 1 vol. in-18 de la *Bibliothèque de philosophie contemporaine.*   2 fr. 50

SANDRAS et BOURGUIGNON. **Traité pratique des maladies nerveuses.** 1860-61, 2ᵉ édit., entièrement refondue. 2 vol. in-8.   12 fr.

SANNÉ. **Étude sur le croup après la trachéotomie**, évolution normale, soins consécutifs, complications. 1869, 1 vol. in-8 de 280 pages.   4 fr.

SAPPEY. **Recherches sur l'appareil respiratoire des oiseaux.** 1847, 1 vol. gr. in-4 avec 12 fig.   2 fr.

SAUCEROTTE. **Tableau synoptique des races humaines,** montrant leur origine, leur distribution géographique, leurs caractères distinctifs, les peuples dérivés.   3 fr. 50

SAUVAGE. **Zoologie. Des poissons fossiles.** 1869, gr. in-8, avec 1 pl.   3 fr. 50

SCHIFF. **Leçons sur la physiologie de la digestion,** faites au Muséum d'histoire naturelle de Florence. 1868. 2 vol. gr. in-8. 20 fr.

SCHWEIGGER. **Leçons d'ophthalmoscopie,** traduites de l'allemand par M. le docteur Herschell avec 3 pl. lith. et des fig. dans le texte. 1865, in-8 de 144 pages.   3 fr. 50

SCHWEIGHÆUSER. **Pratique des accouchements en rapport avec l'expérience.** 1833, in-8.   5 fr.

SEGUIN (aîné). **Mémoire sur l'aviation ou navigation aérienne.** 1866. gr. in-8.   1 fr. 25

SEGUIN (aîné). **Réflexions sur l'hypothèse de Laplace,** relative à l'origine et la formation du système planétaire. 1867, in-4.   1 fr. 50

SEGUIN (aîné). **Mémoire sur l'origine et la propagation de la force.** 1857, in-4.   2 fr. 50

SEGUIN (aîné). **Mémoire sur les causes et sur les effets de la chaleur, de la lumière et de l'électricité.** 1865, grand in-8.   3 fr. 50

SEGUIN (aîné). **Considérations sur les lois qui président à l'accomplissement des phénomènes naturels,** rapportés à l'attraction newtonienne et basés sur la synthèse des actions moléculaires exposée dans les mémoires publiés jusqu'ici. 1861, gr. in-8.   1 fr.

SERINGE. **Éléments de botanique** spécialement destinés aux établissements d'éducation. 1841, 1 vol. in-8 avec 28 pl. gravées.   2 fr.

SERINGE. **Flore des jardins et des grandes cultures,** ou Description des plantes de jardins, d'orangeries et de grandes cultures, leur multiplication, l'époque de leur floraison et de leur fructification, et leur emploi. 1845 à 1849, 3 vol. in-8, de 1896 pages, avec 31 pl fig. noires et color.   7 fr.

SERINGE. **Flore du pharmacien,** du droguiste et de l'herboriste, ou Description des plantes médicinales cultivées en France. 1852, 1 vol. in-12.   3 fr.

SERRE. **Traité sur l'art de restaurer les difformités de la face** selon la méthode par déplacement, ou méthode française. 1842, 1 vol. in-8 et atlas in-4.   12 fr.

SERRE. **Traité pratique de la réunion immédiate** et de son influence sur les progrès récents de la chirurgie. 1837, 1 vol. in-8 avec 10 fig.   2 fr.

SICHEL. **Leçons cliniques sur les lunettes** et les états pathologiques consécutifs à leur usage irrationnel. 1848, 1 vol. in-8 de 148 pages.   1 fr. 50

SNELLEN. **Échelle typographique** pour mesurer l'acuité de la vision, par le docteur Snellen, médecin de l'hôpital néerlandais pour les maladies des yeux à Utrecht. 1862, br. in-8.   4 fr.

SŒLBERG-WELLS. Voy. WELLS.

SOUS. **Manuel d'ophthalmoscopie**. 1865, 1 vol. in-8 de 136 pages avec 2 pl. lithographiées. 4 fr.

SPENCER (Herbert). **Classification des sciences**, traduit de l'anglais sur la troisième édition par E. Réthoré. 1 vol. in-18 de la *Bibliothèque de philosophie contemporaine*. 2 fr. 50

SPURZHEIM. **Observations sur la folie**, ou sur les dérangement des fonctions morales et intellectuelles de l'homme avec 2 pl. Paris, 1818, in-8. 3 fr. 50

STOLL. **Médecine pratique, avec les aphorismes de Stolb et de Boerhaave**. Trad. par Mahon, avec des notes par Pinel, Baudelocque, etc. Nouvelle édition. 1855, 1 vol. in-8. 2 fr. 50

SZERLECKI. **Dictionnaire de thérapeutique**, contenant les moyens curatifs employés dans toutes les maladies par les médecins praticiens les plus distingués. 1837, 2 vol. in-8. 5 fr.

TARDIEU. **Manuel de pathologie et de clinique médicales**. 4ᵉ édit., corrigée et très-augmentée. 1 vol. in-18. (*Sous presse.*)

TARDIEU. **Supplément au dictionnaire des dictionnaires de médecine français et étrangers**, publié sous la direction de Fabre. 1851, 1 vol. in-8. 5 fr.

TAULE. **Notions sur la nature et les propriétés de la matière organisée**. 1866, in-8. 3 fr. 50

TERRIER (Félix). **De l'œsophagotomie externe**. 1870, in-8. 3 fr. 50

TERRIER (Félix). **Des anévrysmes cirsoïdes** (thèse d'agrégation). In-8 de 158 pages. 3 fr.

THÉRY (de Langon). **Traité de l'asthme**. 1859, 1 vol. in-8. 5 fr.

THÉVENIN. **Hygiène publique**, analyse du rapport général des travaux du conseil de salubrité de la Seine de 1849 à 1858. 1863, 1 vol. in-18. 2 fr. 50

THULIÉ. **La folie et la loi**. 1867, 2ᵉ édition, 1 vol. in-8 de 210 pages. 3 fr. 50

THULIÉ. **De la folie raisonnante du docteur Campagne**. 1870, in-8. 2 fr.

TISSANDIER. **Des sciences occultes et du spiritisme**. 1866, 1 vol. in-18 de la *Bibliothèque de philosophie contemporaine*. 2 fr. 50

TISSANDIER. **Du magnétisme et des sciences occultes**. 1 vol. in-8 de la *Bibliothèque de philosophie contemporaine*. 2 fr. 50

TYNDALL. **Des glaciers et les transformations de l'eau**. 1873, 1 vol. in-8 de la *Bibliothèque scientifique nationale*, cart. av. luxe. 6 fr.

VACHEROT. **La science et la conscience**. 1870. 1 vol. in-18 de la *Bibliothèque de philosophie contemporaine*. 2 fr. 50

VALCOURT (de). **Climatologie des stations hivernales du midi de la France** (Pau, Amélie-les-Bains, Hyères, Cannes, Nice, Menton). 1865, 1 vol. in-8. 3 fr.

VALCOURT (de). **Cannes et son climat**. 1869, 2ᵉ édit., 1 vol. in-18. 3 fr.

VASLIN (L.). **Études sur les plaies par armes à feu**. 1872, 1 vol. gr. in-8 de 225 pages, accompagné de 22 pl. en lithog. 6 fr.

VAUCHER. **Histoire des conserves d'eau douce**, suivie de l'histoire des *tremelles* et des *ulves*. 1803, 1 vol. in-4 avec 92 fig. 3 fr.

VELPEAU. **Leçons orales de clinique chirurgicale** faites à l'hôpital de la Charité, par M. le professeur Velpeau, recueillies et publiées par MM. les docteurs Jeanselme et P. Pavillon. 1840-1841. 3 vol. in-8. 12 fr.

VELPEAU. **Mémoires sur les anus contre nature dépourvus d'éperon**, et sur une nouvelle manière de les traiter. 1836, in-8. 75 c.

VELPEAU ET BÉRAUD. **Manuel d'anatomie chirurgicale, générale et topographique**, par M. Velpeau, membre de l'Institut, professeur à la Faculté de médecine de Paris, et M. Béraud, chirurgien des hôpitaux. 1862, 1 vol. in-18 de 622 pages. 7 fr.

VÉRA (A.). **Essai de philosophie hégélienne.** 1865, 1 vol. in-18 de la *Bibliothèque de philosophie contemporaine.* 2 fr. 50

VÉRA. **Introduction à la philosophie de Hégel.** 1864, 1 vol. in-8, 2e édit. 6 fr. 50

VÉRA. **Logique de Hégel**, traduite pour la première fois et accompagnée d'une introduction et d'un commentaire perpétuel (*en réimpression*).

VÉRA. **Philosophie de la nature de Hégel**, traduite pour la première fois et accompagnée d'une introduction et d'un commentaire perpétuel. 1863-1865, 3 vol. in-8. 25 fr.
Les tomes II et III se vendent séparément, chaque. 8 fr. 50

VÉRA. **Philosophie de l'esprit de Hégel**, traduite pour la première fois et accompagnée de deux introductions et d'un commentaire perpétuel. 1870, 2 vol. in-8. 18 fr.

VÉRA. **L'hégélianisme et la philosophie.** 1861, 1 vol. in-8. 3 fr. 50

VÉRA. **Mélanges philosophiques.** 1862, 1 vol. in-8. 5 fr.

VÉRA. **Platonis, Aristotelis et Hegeli,** de medio termino doctrina. 1854, 1 vol. in-8. 1 fr. 50

WERNEUIL. **Le système veineux** (anatomie et physiologie). Concours d'agrégation. 1853, 1 vol. in-8. 3 fr. 50

VERNEUIL. **Mémoires sur quelques points de l'anatomie du pancréas.** 1851, in-8. 1 fr. 25

WIGAROUX. **Cours élémentaire des maladies des femmes,** ou essai sur une nouvelle méthode pour étudier et classer ces maladies. 1801, 2 vol. in-8. 3 fr.

VILETTE DE TERZÉ. **La vaccine**, ses conséquences funestes démontrées par les faits, l'observation, l'anatomie pathologique et l'arithmétique (réponse au Questionnaire anglais relatif à la vaccine). 1857, in-8. 3 fr.

VILLENEUVE. **De l'opération césarienne** après la mort de la mère, réponse à M. le docteur Depaul. 1862, br. in-8 de 160 pages. 2 fr. 50

VILLENEUVE [fils. **Traitement chirurgical de la stérilité chez la femme.** 1867, gr. in-8 de 72 pages. 1 fr. 50

VIRCHOW. **Pathologie des tumeurs,** cours professé à l'Université de Berlin, traduit de l'allemand, par le docteur Aronssohn.
Tome Ier. 1867, 1 vol. gr. in-8 avec 106 fig. 12 fr.
Tome II. 1869, 1 vol. gr. in-8 avec 74 fig. 12 fr.
Tome III. 1871, 1 vol. gr. in-8 avec 49 fig. 12 fr.

VIRCHOW. **Des trichines, à l'usage des médecins et des gens du monde,** traduit de l'allemand avec l'autorisation de l'auteur par E. Onimus, élève des hôpitaux de Paris. 1864, in-8 de 55 pages et planche coloriée. 2 fr.

VIREY. **Traité complet de pharmacie théorique et pratique.** 1840, 4e édition, 2 vol. in-8. 6 fr.

VITAL. **Rapport au conseil de santé des armées**, sur la situation générale du service médical dans la province de Constantine et sur le typhus qui a régné épidémiquement dans cette province en 1868. — Rapport à S. E. M. le ministre de la guerre sur l'inspection médicale de la province de Constantine en 1869. 1870, gr. in-8 de 150 pages. 3 fr. 50

VOISIN (Félix). **De l'homme animal.** 1839, 1 vol. in-8. 4 fr. 50

VULPIAN. **Leçons de physiologie générale et comparée du système nerveux**, faites au Muséum d'histoire naturelle, recueillies et rédigées par M. Ernest Brémond. 1866, 1 fort vol. in-8. 10 fr.

WELLS (Sœlberg). **Traité pratique des maladies des yeux.** Traduit de l'anglais. 1 fort vol. in-8 jésus de 772 pages avec un grand nombre de figures dans le texte. 15 fr.

VILLEMIN. **Mémoire sur le bouton d'Alep.** 1854, in-8 avec 4 fig. coloriées. 3 fr.

VILLEMIN. **Clinique médicale de Vichy**, pendant la saison de 1862. Br. in-8 de 42 pages. 1 fr. 25

VILLEMIN. **Des coliques hépatiques et de leur traitement par les eaux de Vichy.** 2e édition. 1870, 1 vol. in-18. 3 fr. 50

WOILLEZ (Madame). **Les médecins moralistes**, code philosophique et religieux extrait des écrits des médecins anciens et modernes, notamment des docteurs français contemporains, avec un discours préliminaire de feu le professeur Brachet (de Lyon) et une notice par le docteur Descuret. 1862, in-8. 3 fr.

ZIMMERMANN. **De la solitude**, des causes qui en font naître le goût, de ses inconvénients, de ses avantages et son influence sur les passions, l'imagination, l'esprit et le cœur; traduit de l'allemand par M. Jourdan. Nouvelle édition. 1840, in-8. 3 fr. 50

<table>
<tr><td align="center">

REVUE
Politique et Littéraire
(Revue des cours littéraires, 2º série.)

</td><td align="center">

REVUE
Scientifique
(Revue des cours scientifiques, 2c série.)

</td></tr>
</table>

Directeurs : MM. Eug. YUNG et Ém. ALGLAVE

Prix d'abonnement :

Une seule revue séparément :	Six mois.	Un an.		Les deux revues ensemble :	Six mois.	Un an.
Paris	12 f.	20 f.		Paris	20 f.	36 f.
Départements	15	25		Départements	25	42
Étranger	18	30		Étranger	30	50

Prix de chaque numéro : 50 centimes.

L'abonnement part du 1er juillet, du 1er octobre, du 1er janvier et du 1er avril de chaque année.

Les sept premières années (1864 à 1871) de la *Revue des Cours littéraires* et de la *Revue des Cours scientifiques*, formant la première série de cette publication, sont en vente : on peut se les procurer brochées ou reliées.

Prix de chaque volume pris séparément.............. br. 15 fr.
Prix de la collection complète de la première série, chaque Revue, 7 gros volumes in-4º................................ 105
La collection complète de la première série des deux Revues, 14 gros volumes in-4º................................ 182

RÉCENTES PUBLICATIONS SCIENTIFIQUES

Pathologie médicale.

BOTKIN. **Des maladies du cœur**. Leçons de clinique médicale faites à l'Université de Saint-Pétersbourg. 1872, in-8.   3 fr. 50

BOTKIN. **De la fièvre**. Leçons de clinique médicale faites à l'Université de Saint-Pétersbourg. 1872, in-8.   4 fr. 50

BOUCHUT et DESPRÉS. **Dictionnaire de médecine et de thérapeutique médicale et chirurgicale**, comprenant le résumé de la médecine et de la chirurgie, les indications thérapeutiques de chaque maladie, la médecine opératoire, les accouchements, l'oculistique, l'odontechnie, les maladies d'oreilles, l'électrisation, la matière médicale, les eaux minérales, et un formulaire spécial pour chaque maladie. 2e édition, très-augmentée. 1 vol. in-4 avec 754 figures dans le texte.

    Broché.   25 fr.

    Cartonné.   27 fr.

    Relié.   29 fr.

BOUCHUT. **Histoire de la médecine et des doctrines médicales**. 1873, 2 vol. in-8.   16 fr.

BOUCHUT. **Diagnostic des maladies du système nerveux par l'ophthalmoscopie**. 1866, 1 vol. in-8 avec atlas colorié.   9 fr.

DURAND-FARDEL. **Traité pratique des maladies chroniques**. 1868, 2 vol. gr. in-8.   20 fr.

DURAND-FARDEL. **Traité thérapeutique des eaux minérales** de France et de l'étranger, et de leur emploi dans les maladies chroniques. 2e édit., 1862, 1 vol. in-8 de 774 pages, avec carte coloriée.   9 fr.

DURAND-FARDEL. **Traité pratique des maladies des vieillards**. 1873, 2e édition. 1 fort vol. gr. in-8.   14 fr.

GARNIER. **Dictionnaire annuel des progrès des sciences et institutions médicales**, suite et complément de tous les dictionnaires. 1 vol. in-12 de 500 pages.

    —   8e année 1872.   7 fr.

GINTRAC (E.). **Cours théorique et clinique de pathologie interne et de thérapie médicale**. 1853-1859, 9 vol. gr. in-8.
        63 fr.

Les tomes IV et V se vendent séparément.   14 fr.

Les tomes VI et VII (*Maladies du système nerveux*) se vendent séparément.   14 fr.

Les tomes VIII et IX (*Maladies du système nerveux* (suite) se vendent séparément.   14 fr.

GINTRAC. **Traité théorique et pratique des maladies de l'appareil nerveux.** 1872, 4 vol. gr. in-8. 28 fr.

GOUBERT. **Manuel de l'art des autopsies cadavériques,** surtout dans ses applications à l'anatomie pathologique, précédé d'une lettre de M. le professeur Bouillaud. 1867, in-18 de 520 pages, avec 145 figures dans le texte. 6 fr.

HÉRARD et CORNIL. **De la phthisie pulmonaire,** étude anatomo-pathologique et clinique. 1867, 1 vol. in-8, avec fig. dans le texte et planches coloriées. 10 fr.

MOREAU (de Tours). **Traité pratique de la folie névropathique** (vulgo hystérique). 1869, 1 vol. in-18. 3 fr. 50

MUNARET. **Le Médecin des villes et des campagnes.** 4e édition, 1862, 1 vol. gr. in-8. 4 fr. 60

NIEMEYER. **Éléments de pathologie interne et de thérapeutique,** traduits de l'allemand, annotés par M. Cornil. 1873, 3e édition française augmentée de notes nouvelles. 2 vol. gr. in-8. 14 fr.

ONIMUS et LEGROS. **Traité d'électricité médicale.** 1 fort vol. in-8, avec de nombreuses figures intercalées dans le texte. 1872. 12 fr.

TARDIEU. **Manuel de pathologie et de clinique médicales.** 4e édition, corrigée et augmentée. 1873, 1 vol. gr. in-18. 8 fr.

Pathologie chirurgicale.

ANGER (Benjamin). **Traité iconographique des maladies chirurgicales,** précédé d'une introduction par M. le professeur Velpeau. 1866, in-4.

Chaque livraison est composée de huit planches et du texte correspondant.

Prix. 12 fr.

Tous les exemplaires sont coloriés. — La première partie (Luxations et Fractures) est terminée ; elle est composée de 12 livraisons et demie (100 planches contenant 254 figures et 127 bois), et coûte, reliée. 150 fr.

BILLROTH. **Traité de pathologie chirurgicale générale,** traduit de l'allemand, précédé d'une introduction par M. le professeur Verneuil. 1868, 1 fort vol. gr. in-8, avec 100 fig. dans le texte. 14 fr.

DONDERS. **L'Astigmatisme** et les verres cylindriques, traduit du hollandais par le docteur H. Dor, médecin à Vevey. 1862, 1 vol. in-8 de 144 pages. 4 fr. 50

JAMAIN. **Manuel de petite chirurgie.** 1873, 5e édition, refondue. 1 vol. gr. in-18 de 1000 pages, avec 450 fig. 8 fr.

JAMAIN. **Manuel de pathologie et de clinique chirurgicales.** 1869, 2e édition. 2 forts vol. in-18. 15 fr.

LE FORT. **La chirurgie militaire** et les Sociétés de secours en France et à l'étranger. 1872, 1 vol. gr. in-8 avec fig. 10 fr.

LIEBREICH (Richard). **Atlas d'ophthalmoscopie** représentant l'état normal et les modifications pathologiques du fond de l'œil visibles à l'ophthalmoscope, composé de 14 planches contenant 60 figures tirées en chromolithographie, accompagnées d'un texte explicatif et dessinées d'après nature. 1870, 2e édition. 1 vol. in-folio. 30 fr.

MALGAIGNE. **Manuel de médecine opératoire.** 8e édition, 1873. 1 vol. grand in-18, avec de nombreuses figures dans le texte.
(Sous presse.)

NÉLATON. **Éléments de pathologie chirurgicale,** par M. A. Nélaton, membre de l'Institut, professeur de clinique à la Faculté de médecine, etc.

Seconde édition complétement remaniée.

Tome premier, rédigé par M. le docteur Jamain, chirurgien des hôtaux. 1 fort vol. gr. in-8. 9 fr.

Tome second, rédigé par le docteur Péan, chirurgien des hôpitaux. 1 fort vol. in-8, avec 288 fig. dans le texte. 13 fr.

Tome troisième (1re partie), rédigé par M. le docteur Péan. 1 vol. gr. in-8, avec figures. 7 fr.

PHILLIPS. **Traité des maladies des voies urinaires.** 1860, 1 fort vol. in-8, avec 97 fig. intercalées dans le texte. 10 fr.

SCHWEIGGER. **Leçons d'ophthalmoscopie,** traduites de l'allemand par M. le docteur Herschell, avec 3 planches lith. et des figures dans le texte. 1868, in-8 de 144 pages. 3 fr. 50

SŒLBERG-WELLS. **Traité pratique des maladies des yeux.** 1873, 1 fort vol. gr. in-8, avec fig. et pl. coloriées. Traduit de l'anglais. 15 fr.

VIRCHOW. **Pathologie des tumeurs,** cours professé à l'Université de Berlin, traduit de l'allemand par le docteur Aronssohn.
Tome I, 1867, 1 vol. in-8, avec 106 figures intercalées dans le texte. 12 fr.
Tome II, 1869, 1 vol. in-8, avec 80 fig. dans le texte. 12 fr.
Tome III, 1872, 1 vol. in-8, avec 60 fig. dans le texte. 12 fr.

Thérapeutique. — Pharmacie. — Hygiène.

BINZ. **Abrégé de matière médicale et de thérapeutique,** traduit de l'allemand par MM. Alquier et Courbon. 1872. 1 vol. in-12 de 335 pages. 2 fr. 50

BOUCHARDAT. **Nouveau Formulaire magistral,** précédé d'une Notice sur les hôpitaux de Paris, de généralités sur l'art de formuler, suivi d'un Précis sur les eaux minérales naturelles et artificielles, d'un Mémorial thérapeutique, de notions sur l'emploi des contre-poisons, et sur les secours à donner aux empoisonnés et aux asphyxiés. 1873, 18e édition, revue, corrigée. 1 vol. in-18. 3 fr. 50
Cartonné à l'anglaise. 4 fr.

BOUCHARDAT. **Formulaire vétérinaire,** contenant le mode d'action, l'emploi et les doses des médicaments simples et composés prescrits aux animaux domestiques par les médecins vétérinaires français et étrangers, et suivi d'un Mémorial thérapeutique. 1862, 2e édit. 1 vol. in-18. 4 fr. 50

BOUCHARDAT. Manuel de matière médicale, de thérapeutique comparée et de pharmacie. 1873, 5ᵉ édition, 2 vol. gr. in-18. 16 fr.

BOUCHARDAT. Annuaire de thérapeutique, de matière médicale et de pharmacie pour 1873, contenant le résumé des travaux thérapeutiques et toxicologiques publiés pendant l'année 1872, et suivi d'un Mémoire de M. Bouchardat sur l'étiologie du typhus (32ᵉ année). 1 vol. in-18. 1 fr. 25

CORNIL. Leçons élémentaires d'hygiène privée, rédigées d'après le programme du ministre de l'instruction publique pour les établissements d'instruction secondaire. 1873, 1 vol. in-18 avec figures. |2 fr. 50

DESCHAMPS (d'Avallon). Compendium de pharmacie pratique. Guide du pharmacien établi et de l'élève en cours d'Études, comprenant un traité abrégé des sciences naturelles, une pharmacologie raisonnée et complète, des notions thérapeutiques, et un guide pour les préparations chimiques et les eaux minérales ; un abrégé de pharmacie vétérinaire, une histoire des substances médicamenteuses, etc. ; précédé d'une introduction par M. le professeur Bouchardat. 1868, 1 vol. gr. in-8 de 1160 pages environ. 20 fr.

Anatomie. — Physiologie. — Histologie.

BÉRAUD (B. J.). Atlas complet d'anatomie chirurgicale topographique, pouvant servir de complément à tous les ouvrages d'anatomie chirurgicale, composé de 109 planches représentant plus de 200 gravures dessinées d'après nature par M. Bion, et avec texte explicatif. 1865, 1 fort vol. in-4.

Prix : fig. noires, relié. 60 fr.

— fig. coloriées, relié. 120 fr.

BÉRAUD (B. J.) ET VELPEAU. Manuel d'anatomie chirurgicale générale et topographique. 1862, 2ᵉ édit. 1 vol. in-8 de 622 pages. 7 fr.

BÉRAUD (B. J.) ET ROBIN. Manuel de physiologie de l'homme et des principaux vertébrés. 1856-1857, 2 vol. gr. in-18, 2ᵉ édition, entièrement refondue. 12 fr.

BERNARD (Claude). Leçons sur les propriétés des tissus vivants faites à la Sorbonne, rédigées par Emile Alglave, avec 94 fig. dans le texte. 1866, 1 vol. in-8. 8 fr.

CORNIL ET RANVIER. Manuel d'histologie pathologique.

Première partie, *Anatomie pathologique générale.* 1 vol. in-18, avec 169 fig. dans le texte. 4 fr. 50

Deuxième partie, *Lésions des tissus et des systèmes.* 1873, 1 vol. in-18, avec figures dans le texte. 4 fr. 50

DURAND (de Gros). Essais de physiologie philosophique. 1866, 1 vol. in-8. 8 fr.

DURAND (de Gros). Ontologie et psychologie physiologique. Études critiques. 1871, 1 vol. in-18. 3 fr. 50

DURAND (de Gros). **Origines animales de l'homme**, éclairées par la physiologie et l'anatomie comparative. Grand in-8, 1871, avec figures. 5 fr.

FAU. **Anatomie des formes du corps humain**, à l'usage des peintres et des sculpteurs. 1866, 1 vol. in-8 avec atlas in-folio de 25 planches.

    Prix : fig. noires. 20 fr.

    — fig. coloriées. 35 fr.

JAMAIN. **Nouveau Traité élémentaire d'anatomie descriptive et de préparations anatomiques.** 3ᵉ édition, 1867, 1 vol. grand in-18 de 900 pages, avec 223 fig. intercalées dans le texte. 12 fr.

    Avec figures coloriées. 40 fr.

LEYDIG. **Traité d'histologie comparée de l'homme et des animaux**, traduit de l'allemand par le docteur Lahillonne. 1 fort vol. in-8 avec 200 figures dans le texte. 1866. 15 fr.

LONGET. **Traité de physiologie.** 3ᵉ édition, 1873.

    Tome I. 1 fort vol. gr. in-8 avec fig. 12 fr.

    Tome II, 1 fort vol. gr. in-8 avec fig. 12 fr.

    Tome III et dernier. 1 vol. gr. in-8 avec fig. 12 fr.

MAREY. **Du mouvement dans les fonctions de la vie.** 1868, 1 vol. in-8, avec 200 figures dans le texte. 10 fr.

MAREY. **La machine animale.** 1873, 1 vol. in-8 de la *Bibliothèque scientifique internationale*, cartonné avec luxe. 6 fr.

MOLESCHOTT (J.). **La circulation de la vie**, Lettres sur la physiologie en réponse aux Lettres sur la chimie de Liebig, traduit de l'allemand par M. le docteur Cazelles. 2 vol. in-18 de la *Bibliothèque de philosophie contemporaine*. 5 fr.

ROBIN (Ch.). **Journal de l'anatomie et de la physiologie** normales et pathologiques de l'homme et des animaux, dirigé par M. le professeur Ch. Robin (de l'Institut), paraissant tous les deux mois par livraison de 7 feuilles gr. in-8 avec planches.

    Prix de l'abonnement, pour la France. 20 fr.

    — pour l'étranger. 24 fr.

SCHIFF. **Leçons sur la physiologie de la digestion**, faites au Muséum d'histoire naturelle de Florence. 2 vol. gr. in-8. 20 fr.

VULPIAN. **Leçons de physiologie générale et comparée du système nerveux**, faites au Muséum d'histoire naturelle, recueillies et rédigées par M. Ernest Brémond. 1866, 1 fort. vol. in-8. 10 fr.

Physique. — Chimie. — Histoire naturelle.

AGASSIZ. **De l'espèce et des classifications en zoologie.** 1 vol. in-8. 5 fr.

ARCHIAC (D'). **Leçons sur la faune quaternaire**, professées au Muséum d'histoire naturelle. 1865. 1 vol. in-8. 3 fr. 50

BLANCHARD. Les Métamorphoses, les Mœurs et les Instincts des insectes, par M. Émile Blanchard, de l'Institut, professeur au Muséum d'histoire naturelle. 1868, 1 magnifique volume in-8 jésus, avec 160 figures intercalées dans le texte et 40 grandes planches hors texte. Prix, broché. 30 fr.

Relié en demi-maroquin. 35 fr.

BLANQUI. L'éternité par les astres, hypothèse astronomique. 1872, in-8. 2 fr.

BOCQUILLON. Manuel d'histoire naturelle médicale. 1871, 1 vol. in-18, avec 415 fig. dans le texte. 14 fr.

FAIVRE. De la variabilité de l'espèce. 1868, 1 vol. in-18 de la *Bibliothèque de philosophie contemporaine.* 2 fr. 50

GRÉHANT. Manuel de physique médicale. 1869, 1 vol. in-18, avec 469 figures dans le texte. 7 fr.

GRÉHANT. Tableaux d'analyse chimique conduisant à la détermination de la base et de l'acide d'un sel inorganique isolé, avec les couleurs caractéristiques des précipités. 1862, in-4, cart. 3 fr. 50

GRIMAUX. Chimie organique élémentaire, leçons professées à la Faculté de médecine. 1872, 1 vol. in-18 avec figures. 4 fr. 50

GROVE. Corrélation des forces physiques, traduit par M. l'abbé Moigno, avec des notes par M. Séguin aîné. 1 vol. in-8. 7 fr. 50

HENRY (Ossian) père et fils. Traité pratique d'analyse chimique des eaux minérales potables et économiques, avec leurs principales applications à l'hygiène et à l'industrie, etc. 1859, 1 vol. in-8 de 680 pages, avec 131 figures intercalées dans le texte. 12 fr.

LUBBOCK. L'homme avant l'histoire, étudié d'après les monuments et les costumes retrouvés dans les différents pays de l'Europe, suivi d'une description comparée des mœurs des sauvages modernes, traduit de l'anglais par M. Ed. Barbier, avec 156 figures intercalées dans le texte. 1867, 1 beau vol. in-8, broché. 15 fr.

Relié en demi-maroquin. 18 fr.

QUATREFAGES (de). Charles Darwin et ses précurseurs français. Étude sur le transformisme. 1870, 1 vol. in-8. 5 fr.

RICHE. Manuel de chimie médicale. 1870, 1 vol. in-18 avec 200 fig. dans le texte. 7 fr.

SAIGEY (Émile). La Physique moderne. Essai sur l'unité des phénomènes naturels. 1868, 1 vol. in-18 de la *Bibliothèque de philosophie contemporaine.* 2 fr. 50

SAIGEY. Les sciences au XVIIIe siècle. La physique de Voltaire. 1873, 1 vol. in-8. 5 fr.

TYNDALL. Les glaciers et les transformations de l'eau. 1873, 1 vol. in-8 de la *Bibliothèque scientifique internationale*, cartonné avec luxe. 6 fr.

BIBLIOTHÈQUE DE L'ÉTUDIANT EN MÉDECINE

COLLECTION D'OUVRAGES POUR LA PRÉPARATION AUX EXAMENS DU DOCTORAT, DU GRADE D'OFFICIER DE SANTÉ, ET AU CONCOURS DE L'EXTERNAT ET DE L'INTERNAT.

Premier examen.

BÉRAUD et ROBIN. — MANUEL DE PHYSIOLOGIE de l'homme et des principaux vertébrés, répondant à toutes les questions physiologiques du programme des examens de fin d'année. 2ᵉ édition, 2 vol. gr. in-18. 12 fr.

BERNARD (Claude). — LEÇONS SUR LES PROPRIÉTÉS DES TISSUS VIVANTS, faites à la Sorbonne, recueillies par M. *Émile Alglave*. 1865, 1 vol. in-8, avec 90 fig. dans le texte. 8 fr.

GOUBERT. — MANUEL DE L'ART DES AUTOPSIES CADAVÉRIQUES, surtout dans ses applications à l'anatomie pathologique, précédé d'une lettre de M. le professeur *Bouillaud*. 1867, 1 vol. in-8 de 500 pages, avec 145 figures dans le texte. 6 fr.

JAMAIN. — NOUVEAU TRAITÉ ÉLÉMENTAIRE D'ANATOMIE DESCRIPTIVE ET DE PRÉPARATIONS ANATOMIQUES. 1867, 3ᵉ édition, 1 vol. grand in-18, avec 223 fig. dans le texte. 12 fr.
Avec fig. coloriées. 40 fr.

LONGET. — TRAITÉ DE PHYSIOLOGIE. 1868.
Tome I, 1 vol. grand in-8. 12 fr.
Tome II, 1 vol. grand in-8. 12 fr.
Tome III et dernier, 1 vol. grand in-8. 12 fr.

VULPIAN. — LEÇONS SUR LA PHYSIOLOGIE GÉNÉRALE ET COMPARÉE DU SYSTÈME NERVEUX, faites au Muséum d'histoire naturelle, recueillies par M. *Ernest Brémond*. 1 fort vol. in-8, 1866. 10 fr.

Deuxième et cinquième examens.

BILLROTH. — TRAITÉ DE PATHOLOGIE CHIRURGICALE GÉNÉRALE, traduit de l'allemand par MM. Culmann et Sengel, précédé d'une introduction par M. *Verneuil*. 1 fort vol. grand in-8, avec 100 fig. dans le texte. 14 fr.

CORNIL et RANVIER. — MANUEL D'HISTOLOGIE PATHOLOGIQUE.
Première partie, *Anatomie pathologique générale*. 1 vol. in-18, avec 168 figures dans le texte. 4 fr. 50
Deuxième partie, *Lésions des tissus et des systèmes*. 1 vol. in-18, avec fig. dans le texte. 4 fr. 50

GINTRAC. — COURS THÉORIQUE ET PRATIQUE DE PATHOLOGIE INTERNE ET DE THÉRAPIE MÉDICALE. 9 vol. in-8. 63 fr.
Chaque volume se vend séparément.

HOUEL. — MANUEL D'ANATOMIE PATHOLOGIQUE GÉNÉRALE ET APPLIQUÉE, contenant la *description* et le *catalogue* du Musée Dupuytren. 2ᵉ édition, 1862, 1 vol. grand in-18. 7 fr.

JAMAIN. — MANUEL DE PETITE CHIRURGIE, 5ᵉ édition refondue. 1873, 1 vol. gr. in-18, avec 450 figures. 8 fr.

JAMAIN. — MANUEL DE PATHOLOGIE ET DE CLINIQUE CHIRURGICALES. 1870, 2ᵉ édit., 2 forts vol. gr. in-18. 15 fr.

MALGAIGNE. — MANUEL DE MÉDECINE OPÉRATOIRE. 1873, 8ᵉ édition, avec de nombreuses figures dans le texte. 1 vol. gr. in-18. (*Sous presse*.)

NÉLATON. — ÉLÉMENTS DE PATHOLOGIE CHIRURGICALE. 2ᵉ édition, 1868.
Tome premier, rédigé par le docteur *Jamain*. 9 fr.
Tome deuxième, rédigé par le docteur *Péan*. 13 fr.
Tome troisième (1ʳᵉ partie), rédigé par M. *Péan*. 1 vol. in-8, avec figures. 7 fr.

NIEMEYER. — ÉLÉMENTS DE PATHOLOGIE INTERNE. traduits de l'allemand, annotés par M. *Cornil*. 1873, 3ᵉ édition française, 2 vol. grand in-8. 14 fr.

TARDIEU. — MANUEL DE PATHOLOGIE ET DE CLINIQUE MÉDICALES. 1873, 1 fort vol. grand in-18, 4ᵉ édition. 8 fr.

VELPEAU et BÉRAUD. — MANUEL D'ANATOMIE CHIRURGICALE, GÉNÉRALE ET TOPOGRAPHIQUE. 3ᵉ édit., 1862, 1 vol. in-18 de 810 pages. 7 fr.

Troisième examen.

BOCQUILLON. — MANUEL D'HISTOIRE NATURELLE MÉDICALE. 1871, 1 vol. gr. in-18, avec 415 fig. 14 fr.

GRÉHANT. — MANUEL DE PHYSIQUE MÉDICALE. 1 vol. gr. in-18, avec 469 fig. dans le texte. 7 fr.

GIRAUD-TEULON. — DE L'ŒIL, notions élémentaires sur la fonction de la vue et ses anomalies. 1867, in-18. 2 fr.

RICHE. — MANUEL DE CHIMIE MÉDICALE. 1873, 3ᵉ édit., 1 vol. in-18, avec 200 fig. dans le texte. 8 fr.

GRIMAUX. — CHIMIE ORGANIQUE ÉLÉMENTAIRE, leçons professées à la Faculté de médecine. 1872, 1 vol. in-18. 4 fr. 50

Quatrième examen.

CORNIL. — LEÇONS ÉLÉMENTAIRES D'HYGIÈNE PRIVÉE. 1873, 1 vol. in-18. 2 fr. 50

BOUCHARDAT. — MANUEL DE MATIÈRE MÉDICALE, DE THÉRAPEUTIQUE ET DE PHARMACIE. 1873, 5ᵉ édition, 2 vol. 16 fr.

DESCHAMPS. — MANUEL DE PHARMACIE ET ART DE FORMULER, contenant : 1° les principes élémentaires de pharmacie ; 2° des tableaux synoptiques : 3° les indications pratiques nécessaires pour composer de bonnes formules ; suivi d'un *Formulaire de toutes les préparations iodées* publiées jusqu'à ce jour. 1856, 1 vol. grand in-18, 19 figures. 3 fr. 50

FOY. — MANUEL D'HYGIÈNE PUBLIQUE ET PRIVÉE. 1845, 1 vol. in-18. 2 fr.

BINZ. — ABRÉGÉ DE MATIÈRE MÉDICALE ET DE THÉRAPEUTIQUE, traduit de l'allemand par MM. Alquier et Courbon. 1872, 1 vol. in-12 de 335 p. 2 fr. 50

Cinquième examen.

MANOURY et SALMON. — MANUEL DE L'ART DES ACCOUCHEMENTS, précédé d'une description abrégée des fonctions et des organes du corps humain, et suivi d'un exposé sommaire des opérations de petite chirurgie les plus usitées, à l'usage des élèves sages-femmes qui suivent les cours départementaux. 3ᵉ édit., 1 vol. gr. in-18, av. fig. (*Sous presse.*)

BIBLIOTHÈQUE DE PHILOSOPHIE CONTEMPORAINE

Volumes in-18 à 2 fr. 50 c.

Cartonnés, 3 fr.

Ouvrages publiés.

H. TAINE.

Le Positivisme anglais.   1 vol.
L'Idéalisme anglais.   1 vol.
Philosophie de l'art.   1 vol.
Philosophie de l'art en Italie.   1 vol.
De l'Idéal dans l'art.   1 vol.
Philosophie de l'art dans les Pays-Bas.   1 vol.
Philosophie de l'art en Grèce.   1 vol.

PAUL JANET.

Le Matérialisme contemporain.   1 vol.
La Crise philosophique.   1 vol,
Le Cerveau et la Pensée.   1 vol.

ODYSSE-BAROT.

Philosophie de l'histoire.   1 vol.

ALAUX.

Philosophie de M. Cousin.   1 vol.

AD. FRANCK.

Philosophie du droit pénal.   1 vol.
Philosophie du droit ecclésiastique.   1 vol.
La Philosophie mystique en France au XVIIIᵉ siècle.   1 vol.

CHARLES DE RÉMUSAT.

Philosophie religieuse.   1 vol.

ÉMILE SAISSET.

L'Ame et la Vie.   1 vol.
Critique et histoire de la philosophie.   1 vol.

CHARLES LÉVÊQUE.

Le Spiritualisme dans l'art.   1 vol.
La Science de l'invisible.   1 vol.

AUGUSTE LAUGEL.

Les Problèmes de la nature.   1 vol.
Les Problèmes de la vie.   1 vol.
Les Problèmes de l'âme.   1 vol.
La Voix, l'Oreille et la Musique.   1 vol.
L'Optique et les Arts.   1 vol.

CHALLEMEL-LACOUR.

La Philosophie individualiste.   1 vol,

L. BUCHNER.

Science et Nature.   2 vol.

ALBERT LEMOINE.

Le Vitalisme et l'Animisme de Stahl.   1 vol.
De la Physionomie et de la Parole.   1 vol.

MILSAND.

L'Esthétique anglaise.   1 vol.

A. VÉRA.

Essais de philosophie hégélienne.   1 vol.

BEAUSSIRE.

Antécédents de l'hégélianisme dans la philosophie française.   1 vol.

BOST.

Le Protestantisme libéral.   1 vol.

FRANCISQUE BOUILLIER.

Du Plaisir et de la Douleur.   1 vol.
De la Conscience.   1 vol.

ED. AUBER.

Philosophie de la médecine.   1 vol.

LEBLAIS.

Matérialisme et Spiritualisme.   1 vol.

AD. GARNIER.

De la Morale dans l'antiquité.   1 vol.

SCHŒBEL.

Philosophie de la raison pure.   1 vol.

BEAUQUIER.

Philosophie de la musique.   1 vol.

TISSANDIER.

Des sciences occultes et du spiritisme.   1 vol.

J. MOLESCHOTT.

La Circulation de la vie.   2 vol.

ATH. COQUEREL FILS.

Origines et Transformations du christianisme.   1 vol.
La Conscience et la Foi.   1 vol.
Histoire du Credo.   1 vol.

JULES LEVALLOIS.

Déisme et Christianisme.   1 vol.

CAMILLE SELDEN.

La Musique en Allemagne.   1 vol.

FONTANÈS.

Le Christianisme moderne.   1 vol.

SAIGEY.

La Physique moderne.   1 vol.

MARIANO.

La Philosophie contemporaine en Italie.   1 vol.

FAIVRE.

De la Variabilité des espèces.   1 vol.

LETOURNEAU.

Physiologie des passions.   1 vol.

STUART MILL.

Auguste Comte et la Philosophie positive.   1 vol.

ERNEST BERSOT.

Libre philosophie.   1 vol.

A. RÉVILLE.

Histoire du dogme de la divinité de Jésus-Christ.   1 vol.

W. DE FONVIELLE.

L'Astronomie moderne.   1 vol.

C. COIGNET.

La Morale indépendante.   1 vol.

E. BOUTMY.

Philosophie de l'architecture en Grèce.   1 vol.

ÉT. VACHEROT.

La Science et la Conscience.   1 vol.

ÉM. DE LAVELEYE.

Des formes du gouvernement.   1 vol.

HERBERT SPENCER.

Classification des Sciences.   1 vol.

GAUCKLER.

Le Beau et son histoire.

MAX MULLER.

La Science de la Religion.   1 vol.

LÉON DUMONT.

Haeckel et la théorie de l'évolution en Allemagne.   *(Sous presse.)*

BIBLIOTHÈQUE DE PHILOSOPHIE CONTEMPORAINE

FORMAT IN-8

Volumes à 5 fr., 7 fr. 50 c. et 10 fr.

JULES BARNI. **La Morale dans la démocratie.** 1 vol.   5 fr.

AGASSIZ. **De l'Espèce et des Classifications,** traduit de l'anglais par M. Vogeli. 1 vol. in-8.   5 fr.

STUART MILL. **La Philosophie de Hamilton.** 1 fort vol. in-8, traduit de l'anglais par M. Cazelles.   10 fr.

DE QUATREFAGES. **Ch. Darwin et ses précurseurs français.** 1 vol. in-8.

HERBERT-SPENCER. **Les premiers Principes.** 1 fort vol. in-8, traduit de l'anglais par M. Cazelles.   10 fr.

AUGUSTE LAUGEL. **Les Problèmes** (Problèmes de la nature, problèmes de la vie, problèmes de l'âme). 1 fort vol. in-8.   7 fr. 50

ÉMILE SAIGEY. **Les sciences au XVIIIe siècle,** la physique de Voltaire. 1 vol. in-8.   5 fr.

BAIN. **Des Sens et de l'Intelligence.** 1 vol. in-8, traduit de l'anglais par M. Cazelles.   (*Sous presse.*)

BAIN. **La Logique.** 2 vol. in-8, traduit de l'anglais. (*Sous presse*).

HARTMANN. **Philosophie de l'inconscient.** 1 fort vol. in-8, traduit de l'allemand.   (*Sous presse.*)

BIBLIOTHÈQUE D'HISTOIRE CONTEMPORAINE

Volumes in-18, à 3 fr. 50 c. — Cartonnés, 4 fr.

CARLYLE.
Histoire de la Révolution française. 3 vol.

VICTOR MEUNIER.
Science et Démocratie.   2 vol.

JULES BARNI.
Histoire des idées morales et politiques en France au XVIIIe siècle.   2 vol.
Napoléon Ier et son historien M. Thiers.   1 vol.
Les Moralistes français au XVIIIe siècle.   1 vol.

AUGUSTE LAUGEL.
Les États-Unis pendant la guerre (1861–1865).   1 vol.

DE ROCHAU.
Histoire de la Restauration.   1 vol.

EUG. VÉRON.
Histoire de la Prusse depuis la mort de Frédéric II jusqu'à la bataille de Sadowa.   1 vol.

HILLEBRAND.
La Prusse contemporaine et ses institutions.   1 vol.

EUG. DESPOIS.
Le Vandalisme révolutionnaire.   1 vol.

BAGEHOT.
La Constitution anglaise, trad. de l'anglais.   1 vol.

THACKERAY.
Les quatre George.   1 vol.

ÉMILE MONTÉGUT.
Les Pays-Bas.   1 vol.

ÉMILE BEAUSSIRE.
La guerre étrangère et la guerre civile.   1 vol.

ÉDOUARD SAYOUS.
Histoire des Hongrois et de leur littérature politique de 1790 à 1815.   1 vol.

ÉD. BOURLOTON.
L'Allemagne contemporaine.   1 vol.

BOERT.
La guerre de 1870-1871 d'après le colonel fédéral suisse Rustow.   1 vol.

HERBERT BARRY.
La Russie contemporaine.   1 vol.

H. DIXON.
La Suisse contemporaine.   1 vol.

LOUIS TESTE.
L'Espagne contemporaine.   1 vol.

H. REYNALD.
Histoire de l'Espagne, depuis la mort de Charles III jusqu'à nos jours.   1 vol.

FORMAT IN-8.

SIR G. CORNEWALL LEWIS.
Histoire gouvernementale de l'Angleterre de 1770 jusqu'à 1830, traduit de l'anglais et précédé de la Vie de l'auteur, par M. Mervoyer. 1 vol.   7 fr.

DE SYBEL.
Histoire de l'Europe pendant la Révolution française. 2 vol.   14 fr.

TAXILE DELORD.
Histoire du second Empire, 1848-1870. 4 vol.   28 fr.

ÉMILE ALGLAVE
Histoire de l'impôt sur le revenu en France.   (*Sous presse.*)

ENQUÊTE PARLEMENTAIRE

SUR

L'INSURRECTION DU 18 MARS

CONTENANT :

1° RAPPORTS. Rapport général de M. Martial Delpit. Rapports de MM. : *de Meaux* sur les mouvements insurrectionnels en province ; *de Massy*, sur le mouvement insurrectionnel à Marseille ; *Meplain*, sur le mouvement insurrectionnel à Toulouse ; *de Chamaillard*, sur les mouvements insurrectionnels à Bordeaux et à Tours ; *Delille*, sur le mouvement insurrectionnel à Limoges ; *Vacherot*, sur le rôle des municipalités ; *Ducarre*, sur le rôle de l'Internationale ; *Boreau-Lajanadié*, sur le rôle de la presse révolutionnaire à Paris ; *de Cumont*, sur le rôle de la presse révolutionnaire en province ; *de Saint-Pierre*, sur la garde nationale de Paris pendant l'insurrection ; *de Larochethulon*, sur l'armée et la garde nationale de Paris avant le 18 mars.

2° DÉPOSITIONS de MM. Thiers, maréchal Mac-Mahon, général Trochu, J. Favre, Ernest Picard, J. Ferry, général Le Flô, général Vinoy, Choppin, Cresson, Leblond, Edmond-Adam, Mettetal, Hervé, Bethmont, Ansart, Marseille, Claude, Lagrange, Macé, Nusse, Mouton, Garcin, colonel Lambert, colonel Gaillard, général Appert, Gerspach, Barral de Montaud, comte de Mun, Floquet, général Crémer, amiral Saisset, Schœlcher, Tirard, Dubail, Denormandie, Vautrain, François Favre, Bellaigue, Vacherot, Degouve-Denuncque, Desmarest, colonel Montaigu, colonel Ibos, général d'Aurelle de Paladines, Roger du Nord, Baudoin de Mortemart, Lavigne, Ossude, Ducros, Turquet, de Plœuc, amiral Pothuau, colonel Langlois, Ducuing, Danet, colonel Le Mains, colonel Vabre, Héligon, Tolain, Fribourg, Dunoyer, Testut, Corbon, Ducarre.

3° PIÈCES JUSTIFICATIVES. Déposition de M. le général Ducrot. Procès-verbaux du Comité central, du Comité de salut public, de l'Internationale, de la délégation des vingt arrondissements, de l'Alliance républicaine, de la Commune. — Lettre du prince Czartoryski sur les Polonais. — Réclamations et errata.

Édition populaire contenant *in extenso* **les trois volumes distribués aux membres de l'Assemblée nationale.**

Prix : 16 francs.

ENQUÊTE PARLEMENTAIRE SUR LES ACTES DU GOUVERNEMENT

DE LA DÉFENSE NATIONALE

DÉPOSITIONS DES TÉMOINS :

TOME PREMIER. Dépositions de MM. Thiers, maréchal Mac-Mahon, maréchal Le Bœuf, Benedetti, duc de Grammont, de Talhouet, amiral Rigault de Genouilly, baron Jérôme David, général de Palikao, Jules Brame, Clément Duvernois, Dréolle, Rouher, Piétri, Chevreau, général Trochu, J. Favre, J. Ferry, Garnier-Pagès, Emmanuel Arago, Pelletan, Ernest Picard, J. Simon, Magnin, Dorian, Et. Arago, Gambetta, Crémieux, Glais-Bizoin, général Le Flô, amiral Fourichon, de Kératry.

TOME DEUXIÈME. Dépositions de MM. de Chaudordy, Laurier, Cresson, Dréo, Ranc, Rampont, Steenackers, Fernique, Robert, Schneider, Buffet, Lebreton et Hébert, Bellangé, colonel Alavoine, Gervais, Bécherelle, Robin, Muller, Boutefoy, Meyer, Clément et Simonneau, Fontaine, Jacob, Lemaire, Petetin, Guyot-Montpayroux, général Soumain, de Legge, colonel Vabre, de Crisenoy, colonel Ibos, Hémar, Frère, Read, Kergall, général Schmitz, Johnston, colonel Dauvergne, Didier, de Lareinty, Arnaud de l'Ariége, général Tamisier, Baudouin de Mortemart, Ernault, colonel Chaper, général Mazure, Bérenger, Le Royer, Ducarre, Challemel-Lacour, Rouvier, Autran, Esquiros, Gent, Naquet, Thourel, Gatien-Arnoult, Fourcand.

RAPPORTS :

TOME PREMIER. Rapport de M. *Chaper*, sur les procès-verbaux des séances du Gouvernement de la Défense nationale. — Rapport de M. *de Sugny* sur les événements de Lyon sous le Gouvernement de la Défense nationale. — Rapport de M. *de Rességuier*, sur les actes du Gouvernement de la Défense nationale dans le sud-ouest de la France.

TOME DEUXIÈME. Rapport de M. *Saint-Marc Girardin*, sur la chute du second Empire. — Rapport de M. de *Sugny*, sur les événements de Marseille sous le Gouvernement de la Défense nationale.

Prix de chaque volume... 15 fr.